临床护理常规与护理实践

主编 梁 艳 甄 慧 刘晓静 刘 艳

上海交通大学出版社
SHANGHAI JIAO TONG UNIVERSITY PRESS

内容提要

本书本着"以患者为中心"的理念，详细讲述了临床护理的内容，对疾病的病因、发病机制、治疗、护理评估、护理诊断、护理措施等进行了全面介绍。本书内容丰富、层次分明、详略得当，科学性与实用性强。本书适合各级医院护士、实习护士及各医学院校护理专业学生参考和学习。

图书在版编目（CIP）数据

临床护理常规与护理实践 / 梁艳等主编. --上海 ：
上海交通大学出版社，2022.9
　　ISBN 978-7-313-27547-9

Ⅰ．①临… Ⅱ．①梁… Ⅲ．①护理学 Ⅳ．①R47

中国版本图书馆CIP数据核字（2022）第201884号

临床护理常规与护理实践

LINCHUANG HULI CHANGGUI YU HULI SHIJIAN

主　　编：梁　艳　甄　慧　刘晓静　刘　艳	
出版发行：上海交通大学出版社	地　　址：上海市番禺路951号
邮政编码：200030	电　　话：021-64071208
印　　制：广东虎彩云印刷有限公司	
开　　本：710mm×1000mm 1/16	经　　销：全国新华书店
字　　数：240千字	印　　张：13.75
版　　次：2023年1月第1版	插　　页：2
书　　号：ISBN 978-7-313-27547-9	印　　次：2023年1月第1次印刷
定　　价：128.00元	

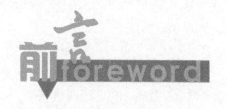

前言 foreword

护理学是自然科学、社会科学、人文科学等多学科相互渗透的一门综合性应用学科,通过不断充实和完善,逐渐形成了自己特有的理论和实践体系,成为一门独立的学科。近年来,随着现代医学的不断发展,涌现出许多新理论和新技术,使得疾病诊疗水平不断提高,与之相应的,护理水平也就需要随之提高。这就要求临床护理工作者不仅要有扎实的理论知识,还要不断积累临床经验,并积极学习新知识。长期以来,有关临床护理的出版物在市场上层出不穷,但大多未能做到贴近临床实际。为提高临床护理工作者的知识水平和实践能力,帮助他们更好地认识和了解临床常见疾病的相关知识,从而为患者提供恰当的护理措施,并最终帮助患者摆脱病痛的折磨,《临床护理常规与护理实践》一书应运而生。

本着"以患者为中心"的理念,本书对疾病的病因、发病机制、治疗原则、护理评估、护理诊断、护理措施等内容进行了全面介绍,涵盖了神经内科、呼吸内科、心内科、普外科、骨科、儿科在内的临床各科室的常见病和多发病。本书在贴近临床护理工作实际的同时,又紧密结合国家医疗卫生事业的最新进展。书中涉及较多护理方面的新进展,不仅有利于提高护士的理论知识水平,还有助于提高护士的临床护理水平。本书内容丰富、层次分明、详略得当,科学性与实用性强,适合各级医院护士、实习护士及医学院校护理专业学生参考和学习。

由于编者知识水平和工作经验有限，加之编写时间较为仓促，书中难免存在疏漏和错误，希望广大读者提出宝贵意见和建议，以便日臻完善。

《临床护理常规与护理实践》编委会

2022 年 5 月

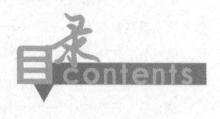

目录 contents

第一章 神经内科疾病护理

第一节 癫 痫

癫痫是多种原因导致的脑部神经元高度同步化异常放电所引起的临床综合征,临床表现具有发作性、短暂性、重复性和刻板性的特点。临床上每次发作或每种发作的过程称为痫性发作。

一、病因与发病机制

(一)病因

癫痫不是独立的疾病,而是一组疾病或综合征。引起癫痫的病因非常复杂,根据病因学不同,癫痫可分为三大类。

1.症状性癫痫

症状性癫痫由各种明确的中枢神经系统结构损伤和功能异常引起,如脑肿瘤、脑外伤、脑血管病、中枢神经系统感染、寄生虫感染、遗传性代谢性疾病、神经系统变性疾病等。

2.特发性癫痫

特发性癫痫的病因不明,未发现脑部有足以引起癫痫发作的结构性损伤或功能异常,可能与遗传因素密切相关。

3.隐源性癫痫

隐源性癫痫的病因不明,但临床表现提示为症状性癫痫,现有的检查手段不能发现明确的病因。其占全部癫痫的 $60\%\sim70\%$。

(二)发病机制

癫痫的发病机制非常复杂,至今尚未能完全了解其全部机制,但发病的一些重要环节已被探知。

1.痫性放电的起始

神经元异常放电是癫痫发病的电生理基础。

2.痫性放电的传播

异常高频放电反复通过突触联系和强化后的易化作用诱发周边及远处的神经元同步放电,从而引起异常电位的连续传播。

3.痫性放电的终止

目前机制尚未完全明了。

二、临床表现

(一)痫性发作

1.部分性发作

部分性发作包括以下几种。①单纯部分性发作:常以发作性一侧肢体、局部肌肉节律性抽动或感觉障碍为特征,发作时程短。②复杂部分性发作:表现为意识障碍,多有精神症状和自动症。③部分性发作继发全面性发作:上述部分性发作后出现全身性发作。

2.全面性发作

这类发作起源于双侧脑部,发作初期即有意识丧失,根据其临床表现的不同,可分为以下几类。

(1)全面强直-阵挛发作:以意识丧失、全身抽搐为主要临床特征。早期出现意识丧失、跌倒,随后的发作过程分为3期:强直期、阵挛期和发作后期。发作过程中可有喉部痉挛、尖叫、心率增快、血压升高、瞳孔散大、呼吸暂停等症状,发作后各项体征逐渐恢复正常。

(2)失神发作:典型表现为正常活动中突然发生短暂的意识丧失,两眼凝视且呼之不应,发作停止后立即清醒,继续原来的活动,对发作没有丝毫记忆。

(3)强直性发作:多在睡眠中发作,表现为全身骨骼肌强直性阵挛,常伴有面色潮红或苍白、瞳孔散大等症状。

(4)阵挛性发作:表现为全身骨骼肌阵挛伴意识丧失,见于婴幼儿。

(5)肌阵挛发作:表现为短暂、快速、触电样肌肉收缩,一般无意识障碍。

(6)失张力发作:表现为全身或部分肌肉张力突然下降,造成张口、垂颈、肢体下垂甚至跌倒。

3.癫痫持续状态

癫痫持续状态指一次癫痫发作持续30分钟以上,或连续多次发作致发作间期意识或神经功能未恢复至通常水平。可见于各种类型的癫痫,但通常是指全面强直-阵挛发作持续状态。可由不适当地停用抗癫痫药物或治疗不规范、感染、精神刺激、过度劳累、饮酒等诱发。

(二)癫痫综合征

癫痫综合征是特定病因引发的由特定症状和体征组成的癫痫。

三、辅助检查

(一)脑电图检查

脑电图检查是诊断癫痫最有价值的辅助检查方法,其典型表现是尖波、棘波、棘-慢或尖-慢复合波。

(二)血液检查

通过血糖、血常规、血寄生虫等检查,可了解有无低血糖、贫血、寄生虫病。

(三)影像学检查

应用数字减影血管造影(DSA)、CT、磁共振成像(MRI)等检查可发现脑部器质性病变,为癫痫的诊断提供依据。

四、治疗要点

目前癫痫治疗仍以药物治疗为主,药物治疗应达到3个目的:①控制发作或最大限度地减少发作次数;②长期治疗无明显不良反应;③使患者保持或恢复其原有的生理、心理和社会功能状态。

(一)病因治疗

祛除病因,避免诱因。如全身性代谢性疾病导致癫痫的应先纠正代谢紊乱,睡眠不足诱发癫痫的要保证充足的睡眠,颅内占位性病变引起癫痫者首先考虑手术治疗,脑寄生虫病患者行驱虫治疗。

(二)发作时治疗

立即让患者就地平卧,保持呼吸道通畅,以及时给氧;防止外伤,预防并发症;应用药物预防再次发作,如地西泮、苯妥英钠等。

(三)发作间歇期治疗

合理应用抗癫痫药物,常用的抗癫痫药物有地西泮、氯硝西泮、卡马西平、丙戊酸、苯妥英钠、苯巴比妥、扑痫酮、拉莫三嗪、奥卡西平、左乙拉西坦、加巴喷丁等。强直性发作、部分性发作和部分性发作继发全面性发作的患者首选卡马西平；全面强直-阵挛发作、典型失神发作、肌阵挛发作、阵挛性发作的患者首选丙戊酸。

（四）癫痫持续状态的治疗

保持稳定的生命体征和进行性心肺功能支持；终止呈持续状态的癫痫发作，减少癫痫发作对脑部神经元的损害；寻找并尽可能根除病因及诱因；处理并发症。可依次选用地西泮、异戊巴比妥钠、苯妥英钠和水合氯醛等药物。及时纠正血液酸碱度和电解质失衡，发生脑水肿时给予甘露醇和呋塞米注射，注意预防和控制感染。

（五）其他治疗

对于药物难治性、有确定癫痫灶的癫痫可采用手术治疗，中医针灸治疗对某些癫痫也有一定疗效。

五、护理措施

（一）一般护理

（1）饮食：为患者提供充足的营养，癫痫持续状态的患者可给予鼻饲，嘱发作间歇期的患者进食清淡、无刺激性、富于营养的食物。

（2）休息与运动：癫痫发作后宜卧床休息，平时应劳逸结合，保证充足的睡眠，生活规律，避免不良刺激。

（3）纠正水、电解质及酸碱平衡紊乱，预防并发症。

（二）病情观察

密切观察生命体征、意识状态、瞳孔变化、大小便等情况；观察并记录发作的类型、频率和持续时间；观察发作停止后意识恢复的时间，有无疲乏、头痛及行为异常。

（三）安全护理

告知患者有发作先兆时立即平卧。活动中发作时，立即将患者置于平卧位，避免摔伤。摘下眼镜、手表、义齿等硬物，用软垫保护患者的关节及头部，必要时用约束带适当约束，避免外伤。用牙垫或厚纱布置于患者口腔一侧上下磨牙间，防止口、舌咬伤。发作间歇期，应为患者创造安静、安全的休养环境，避免或减少诱因，防止意外的发生。

（四）保持呼吸道通畅

发作时立即解开患者的领扣、腰带以减少呼吸道受压，以及时清除口腔内的食物、呕吐物和分泌物,防止呼吸道阻塞。让患者平卧、头偏向一侧,必要时用舌钳拉出舌头,避免舌后坠阻塞呼吸道。必要时可行床旁吸引和气管切开。

(五)用药护理

有效的抗癫痫药物治疗可使 80%患者的癫痫发作得到控制。医师应告诉患者抗癫痫药物治疗的原则及药物疗效与不良反应的观察,指导患者遵医嘱坚持长期正确服药。

1.服药注意事项

服药注意事项包括:①根据发作类型选择药物。②药物使用一般从小剂量开始,逐渐加量,以尽可能控制发作又不致引起毒性反应的最小有效剂量为宜。③坚持长期有规律服药,完全不发作后还需根据发作类型、频率,再继续服药2～3年,然后逐渐减量至停药,切忌服药控制发作后就自行停药。④间断不规则服药不利于癫痫控制,易导致癫痫持续状态的发生。

2.常用抗癫痫药物的不良反应

每种抗癫痫药物均有多种不良反应。不良反应轻者一般不需停药,从小剂量开始逐渐加量或与食物同服可以减轻,严重反应时应减量或停药、换药。服药前患者应做血、尿常规和肝、肾功能检查,服药期间定期监测其血药浓度,复查血常规和生化检查。

(六)避免促发因素

1.癫痫的诱因

癫痫的诱因包括疲劳、饥饿、缺睡、便秘、经期、饮酒、感情冲动、一过性代谢紊乱和变态反应。过度换气对于失神发作、过度饮水对于强直性阵挛发作、闪光对于肌阵挛发作也有诱发作用。有些反射性癫痫还应避免如声光刺激、惊吓、心算、阅读、书写、下棋、玩牌、刷牙、起步、外耳道刺激等特定因素。

2.癫痫持续状态的诱发因素

癫痫持续状态的诱发因素常为突然停药、减药、漏服药及换药不当;其次为发热、感冒、劳累、饮酒、妊娠与分娩;使用异烟肼、利多卡因、氨茶碱或抗抑郁药亦可诱发。

(七)手术的护理

对于手术治疗癫痫的患者,术前应做好心理护理以减少恐惧和紧张。密切观察患者意识、瞳孔、肢体活动和生命体征等情况,并按医嘱做好术前检查和准备;术后麻醉清醒后应采取头高脚低位,以减轻脑水肿的发生。严密监测病情,做好术后常规护理、用药护理和安全护理。

(八)心理护理

病情反复发作、长期服药常会给患者带来沉重的精神负担,易产生焦虑、恐惧、抑郁等不良心理状态。护士应多关心患者,随时关注其心理状态并给予安慰和疏导,缓解患者的心理负担,使其更好地配合治疗。

(九)健康指导

(1)向患者及其家属介绍疾病治疗和预防的相关知识,教会其癫痫的基本护理方法,安静的环境、规律的生活、合理的饮食、充足的睡眠、远离不良刺激等均有利于患者的康复。

(2)告知患者及其家属遵医嘱长期、规律用药,不可突然减药甚至停药,定期复查,病情出现变化应立即就诊。

(3)应尽量避免患者单独外出,不参与蹦极、游泳等可能危及生命的活动,避免紧张、劳累。

(4)特发性癫痫且有家族史的女性患者,婚后不宜生育,双方均有癫痫,或一方患病,另一方有家族史者不宜婚配。

第二节 偏 头 痛

偏头痛是一类发作性且常为单侧发作的搏动性头痛。发病率各家报道不一,Solomon 描述约 6％的男性、18％的女性患有偏头痛,男女之比为 1∶3;Wil-kinson 的数字为约 10％的英国人患有偏头痛;Saper 报道,在美国约有 2 300 万人患有偏头痛,其中男性占 6％,女性占 17％。偏头痛多开始于青春期或成年早期,约 25％的患者于 10 岁以前发病,55％的患者发生在 20 岁以前,90％以上的患者发生于 40 岁以前。在美国,偏头痛造成的社会经济负担为 10 亿～17 亿美元。在我国也有大量患者因偏头痛而影响工作、学习和生活。多数患者有家庭史。

一、病因与发病机制

偏头痛的确切病因及发病机制仍处于讨论之中。很多因素可诱发、加重或缓解偏头痛的发作。通过物理或化学的方法,学者们也提出了一些学说。

(一)激发或加重因素

对于某些个体而言,很多外部或内部环境的变化可激发或加重偏头痛发作。

(1)激素变化:口服避孕药可增加偏头痛发作的频度;月经是偏头痛常见的触发或加重因素("周期性头痛");妊娠、性交可触发偏头痛发作("性交性头痛")。

(2)某些药物:某些易感个体服用硝苯地平、异山梨酯或硝酸甘油后可出现典型的偏头痛发作。

(3)天气变化:特别是天气转热、多云或空气潮湿。

(4)某些食物添加剂和饮料:最常见者是酒精性饮料,如某些红葡萄酒;奶制品、奶酪,特别是硬奶酪;咖啡;含亚硝酸盐的食物,如汤、热狗;某些水果,如柑橘类水果;巧克力("巧克力性头痛");某些蔬菜;酵母;人工甜食;发酵的腌制品,如泡菜;味精。

(5)运动:头部的微小运动可诱发偏头痛发作或使之加重,有些患者因惧怕乘车引起偏头痛发作而不敢乘车;踢足球的人以头顶球可诱发偏头痛("足球运动员偏头痛");爬楼梯上楼可出现偏头痛。

(6)睡眠过多或过少。

(7)一顿饭漏吃或延后。

(8)抽烟或置身于烟中。

(9)闪光灯、灯光过强。

(10)紧张、生气、情绪低落、哭泣("哭泣性头痛"):很多女性逛商场或到人多的场合可致偏头痛发作;国外有人骑马时尽管拥挤不到一分钟,也可使偏头痛加重。

在激发因素中,剂量、联合作用及个体差异尚应考虑。如对于敏感个体,吃一瓣橘子可能不致引起偏头痛,而吃数枚橘子则可引起偏头痛。有些情况下,吃数枚橘子也不会引起偏头痛发作,但如同时有月经的影响,这种联合作用就可引起偏头痛发作。有的个体在商场中待一会儿即出现发作,而有的个体仅于商场中久待才出现偏头痛发作。

偏头痛尚有很多改善因素。有人于偏头痛发作时静躺片刻,即可使头痛缓解。有人于光线较暗淡的房间闭目而使头痛缓解。有人于头痛发作时喜以双手压迫双颞侧,以期使头痛缓解。有人通过冷水洗头使头痛得以缓解。妇女绝经后及妊娠3个月后偏头痛趋于缓解。

(二)有关发病机制的几个学说

1.血管活性物质

在所有血管活性物质中,5-羟色胺(5-HT)学说是学者们提及最多的一个。人们发现偏头痛发作期血小板中5-HT浓度下降,而尿中 5-HT 代谢物 5-HT 羟吲哚乙酸增加。脑干中 5-HT 能神经元及去甲肾上腺素能神经元可调节颅内血管舒缩。很多 5-HT 受体拮抗剂治疗偏头痛有效。

2.三叉神经血管脑膜反应

有研究曾通过刺激啮齿动物的三叉神经,使其脑膜产生炎性反应,而治疗偏头痛的药物麦角胺、双氢麦角胺、舒马普坦(sumatriptan)等可阻止这种神经源性炎症。在偏头痛患者体内可检测到由三叉神经所释放的降钙素基因相关肽,而降钙素基因相关肽为强烈的血管扩张剂。双氢麦角胺、舒马普坦既能缓解头痛,又能降低降钙素基因相关肽含量。因此,偏头痛的疼痛是由神经血管性炎症产生的无菌性脑膜炎。Wilkinson 认为三叉神经分布于涉痛区域,偏头痛可能就是一种神经源性炎症。Solomon 在复习儿童偏头痛的研究文献后指出,儿童眼肌瘫痪型偏头痛的复视源于海绵窦内颈内动脉的肿胀伴第Ⅲ对脑神经的损害。另一种解释是小脑上动脉和大脑后动脉肿胀造成的第Ⅲ对脑神经的损害,也可能为神经的炎症。

3.内源性疼痛控制系统障碍

中脑水管周围及第四脑室室底灰质中含有大量与镇痛有关的内源性阿片肽类物质,如脑啡肽、β-内啡肽等。正常情况下,这些物质通过对疼痛传入的调节而起镇痛作用。虽然报道的结果不一,但多数报道显示偏头痛患者脑脊液或血浆中 β-内啡肽或其类似物降低,提示偏头痛患者存在内源性疼痛控制系统障碍。这种障碍导致患者疼痛阈值降低,对疼痛感受性增强,易于发生疼痛。鲑钙紧张素治疗偏头痛的同时可引起患者血浆 β-内啡肽水平升高。

4.自主功能障碍

自主功能障碍很早即引起了学者们的重视。瞬时心率变异及心血管反射研究显示,偏头痛患者存在交感功能低下。24 小时动态心率变异研究提示,偏头痛患者存在交感、副交感功能平衡障碍。也有学者报道偏头痛患者存在瞳孔直径不均,提示这部分患者存在自主功能异常。有人认为在偏头痛患者中的猝死现象可能与自主功能障碍有关。

5.偏头痛的家族聚集性及基因研究

偏头痛患者具有肯定的家族聚集性倾向。遗传因素最明显,研究较多的是家族性偏瘫型偏头痛及基底型偏头痛。有先兆偏头痛比无先兆偏头痛具有更高的家族聚集性。有先兆偏头痛和偏瘫发作可在同一个体交替出现,并可同时出现于家族中,基于此,学者们认为家族性偏瘫型偏头痛和非复杂性偏头痛可能具有相同的病理生理和病因。Baloh 等报道了数个家族,其家族中多个成员出现偏头痛性质的头痛,并有眩晕发作或原发性眼震,有的晚年继发进行性周围性前庭功能丧失,有的家族成员发病年龄趋于一致,如均于 25 岁前出现症状发作。

有报道,偏瘫型偏头痛家族基因缺陷与 19 号染色体标志点有关,但也有发现提示有的偏瘫型偏头痛家族与 19 号染色体无关,提示家族性偏瘫型偏头痛存在基因的变异。与 19 号染色体有关的家族性偏瘫型偏头痛患者出现发作性意识障碍的频度较高,这提示在各种与 19 号染色体有关的偏头痛发作的外部诱发阈值较低是由遗传决定的。Ophoff 报道 34 例与 19 号染色体有关的家族性偏瘫型偏头痛家族,在电压闸门性钙离子通道 α_1 亚单位基因代码功能区域存在 4 种不同的错义突变。

有一种伴有发作间期眼震的家族性发作性共济失调,其特征是共济失调。眩晕伴以发作间期眼震,为显性遗传性神经功能障碍,这类患者约有 50% 出现无先兆偏头痛,临床症状与家族性偏瘫型偏头痛有重叠,二者亦均与基底型偏头痛的典型状态有关,且均可有原发性眼震及进行性共济失调。Ophoff 报告了 2 例伴有发作间期眼震的家族性共济失调家族,存在 19 号染色体电压依赖性钙离子通道基因的突变,这与在家族性偏瘫型偏头痛所探测到的一样。所不同的是其阅读框架被打断,并产生一种截断的 α_1 亚单位,这导致正常情况下可在小脑内大量表达的钙离子通道密度的减少,由此可能解释其发作性及进行性加重的共济失调。同样的错义突变是如何导致家族性偏瘫型偏头痛中的偏瘫发作尚不明确。

Baloh 报告了 3 个伴有双侧前庭病变的家族性偏头痛家族。家族中多个成员经历偏头痛性头痛、眩晕发作(数分钟),晚年继发前庭功能丧失,晚期,当眩晕发作停止,由于双侧前庭功能丧失导致平衡障碍及走路摆动。

6.血管痉挛学说

颅外血管扩张可伴有典型的偏头痛性头痛发作。偏头痛患者是否存在颅内血管的痉挛尚有争议。以往认为偏头痛的视觉先兆是由血管痉挛引起的,现在有确切的证据表明,这种先兆是由于皮层神经元活动由枕叶向额叶的扩布抑制(3 mm/min)造成的。血管痉挛更像是视网膜性偏头痛的始动原因,一些患者经历短暂的单眼失明,于发作期检查,可发现视网膜动脉的痉挛。另外,这些患者对抗血管痉挛剂有反应。与偏头痛相关的听力丧失和/或眩晕可基于内听动脉耳蜗和/或前庭分支的血管痉挛来解释。血管痉挛可导致内淋巴管或囊的缺血性损害,引起淋巴液循环损害,并最终发展成为水肿。经颅多普勒超声(TCD)脑血流速度测定发现,不论是在偏头痛发作期还是发作间期,均存在血流速度的加快,提示这部分患者颅内血管紧张度升高。

7.离子通道障碍

很多偏头痛综合征所共有的临床特征与遗传性离子通道障碍有关。偏头痛患者内耳存在局部细胞外钾的积聚,当钙进入神经元时钾退出。因为内耳的离子通道在维持富含钾的内淋巴和神经元兴奋功能方面是至关重要的,脑和内耳离子通道的缺陷可导致可逆性毛细胞除极及听觉和前庭症状。偏头痛中的头痛则是继发现象,这是细胞外钾浓度增加的结果。偏头痛综合征的很多诱发因素,包括紧张、月经,可能是激素对有缺陷的钙离子通道影响的结果。

8.其他学说

有人发现偏头痛于发作期存在血小板自发聚集和黏度增加现象。另有人发现偏头痛患者存在血栓素 A_2、前列环素平衡障碍,P 物质及神经激肽的改变。

二、临床表现

(一)偏头痛发作

Saper 在描述偏头痛发作时将其分为 5 期来叙述。需要指出的是,一方面,这 5 期并非每次发作所必备的,有的患者可能只表现其中的数期,大多数患者的发作表现为两期或两期以上,有的仅表现其中的一期。另一方面,每期特征可以存在很大不同,同一个体的发作也可不同。

1.前驱期

60%的偏头痛患者在头痛开始前数小时至数天出现前驱症状。前驱症状并非先兆,不论是有先兆偏头痛还是无先兆偏头痛均可出现前驱症状。可表现为精神、心理改变,如精神抑郁、疲乏无力、懒散、昏昏欲睡,也可表现为情绪激动、易激惹、焦虑、心烦或欣快感等。尚可表现为自主神经症状,如面色苍白、发冷、厌食或明显的饥饿感、口渴、尿少、尿频、排尿费力、打哈欠、颈项发硬、恶心、肠蠕动增加、腹痛、腹泻、心慌、气短、心率加快、对气味过度敏感等,不同患者前驱症状具有很大的差异,但每例患者每次发作的前驱症状具有相对稳定性。这些前驱症状可在前驱期出现,也可于头痛发作中、甚至持续到头痛发作后成为后续症状。

2.先兆

约有 20% 的偏头痛患者出现先兆症状。先兆多为局灶性神经症状,偶为全面性神经功能障碍。典型的先兆应符合下列 4 条特征中的 3 条,即重复出现,逐渐发展,持续时间不多于 1 小时,并跟随出现头痛。大多数病例先兆持续 5～20 分钟。极少数情况下先兆可突然发作,也有的患者于头痛期间出现先兆性症状,尚有伴迁延性先兆的偏头痛,其先兆不仅始于头痛之前,尚可持续到头痛之后数小时至 7 天。

先兆可为视觉性的、运动性的、感觉性的,也可表现为脑干或小脑性功能障碍。最常见的先兆为视觉性先兆,约占先兆的 90%。如闪光、暗点、单眼黑蒙、双眼黑蒙、视物变形、视野外空白等。闪光可为锯齿样或闪电样闪光、城垛样闪光。视网膜动脉型偏头痛患者眼底可见视网膜水肿,偶可见樱红色黄斑。仅次于视觉现象的常见先兆为麻痹。典型的表现是影响一侧手和面部,也可出现偏瘫。如果优势半球受累,可出现失语。数十分钟后出现对侧或同侧头痛,多在儿童期发病,这称为偏瘫型偏头痛。偏瘫型偏头痛患者的局灶性体征可持续 7 天以上,甚至在影像学上发现脑梗死。偏头痛伴迁延性先兆和偏头痛性偏瘫以前曾被划入"复杂性偏头痛"。偏头痛反复发作后出现眼球运动障碍称为眼肌瘫痪型偏头痛。多为动眼神经麻痹所致,其次为滑车神经和展神经麻痹。多有无先兆偏头痛病史,反复发作者麻痹可经久不愈。如果先兆涉及脑干或小脑,则这种状况被称为基底型偏头痛,又称基底动脉型偏头痛。患者可出现头昏、眩晕、耳鸣、听力障碍、共济失调、复视,视觉症状包括闪光、暗点、黑蒙、视野缺损、视物变形。双侧损害可出现意识抑制,后者尤见于儿童。尚可出现感觉迟钝,偏侧感觉障碍等。

偏头痛先兆可不伴头痛出现,称为偏头痛等位症。多见于儿童偏头痛,有时见于中年以后,先兆可为偏头痛发作的主要临床表现而头痛很轻或无头痛。也可与头痛发作交替出现,可表现为闪光、暗点、腹痛、腹泻、恶心、呕吐、复发性眩晕、偏瘫、偏身麻木及精神心理改变。如儿童良性发作性眩晕、前庭性美尼尔氏病、成人良性复发性眩晕。有跟踪研究显示,为数不少的以往诊断为美尼尔氏病的患者,其症状大多数与偏头痛有关。有报道描述了一组成人良性复发性眩晕患者,年龄在 7～55 岁,晨起发病症状表现为反复发作的头晕、恶心、呕吐及大汗,持续数分钟至4 天不等。发作开始及末期表现为位置性眩晕,发作期间无听觉症状。发作间期几乎所有患者均无症状,这些患者眩晕发作与偏头痛有着几个共同的特征,包括可因酒精、睡眠不足、情绪紧张造成及加重,女性多发,常见于经期。

3.头痛

头痛可出现于围绕头或颈部的任何部位,可位于颞侧、额部、眶部。多为单侧痛,也可为双侧痛,甚至发展为全头痛,其中单侧痛者约占2/3。头痛性质往往为搏动性痛,但也有的患者描述为钻痛。疼痛程度往往为中、重度痛,甚至难以忍受。往往是晨起后发病,逐渐发展,达高峰后逐渐缓解。也有的患者于下午或晚上起病,成人头痛大多历时4小时至3天,而儿童头痛多历时2小时至2天。尚有持续时间更长者,可持续数周。有人将发作持续3天以上的偏头痛称为偏头痛持续状态。

头痛期间不少患者伴随出现恶心、呕吐、视物不清、畏光、畏声等,喜独居。恶心为最常见的伴随症状,达一半以上,且常为中、重度恶心。恶心可先于头痛发作,也可于头痛发作中或发作后出现。近一半的患者出现呕吐,有些患者的经验是呕吐后发作即明显缓解。其他自主功能障碍也可出现,如尿频、排尿障碍、鼻塞、心慌、高血压、低血压,甚至可出现心律失常。发作累及脑干或小脑者可出现眩晕、共济失调、复视、听力下降、耳鸣、意识障碍。

4.头痛终末期

此期为头痛开始减轻至最终停止这一阶段。

5.后续症状期

为数不少的患者于头痛缓解后出现一系列后续症状,表现为怠倦、困顿、昏昏欲睡。有的患者感到精疲力竭、饥饿感或厌食、多尿、头皮压痛、肌肉酸痛,也可出现精神心理改变,如烦躁、易怒、心境高涨或情绪低落、少语、少动等。

(二)儿童偏头痛

儿童偏头痛是儿童期头痛的常见类型。儿童偏头痛与成人偏头痛在一些方面有所不同。性别方面,发生于青春期以前的偏头痛,男女患者比例大致相等,而成人期偏头痛,女性比例大大增加,约为男性的3倍。

儿童偏头痛的诱发及加重因素有很多与成人偏头痛一致,如劳累和情绪紧张可诱发或加重头痛,为数不少的儿童可因运动而诱发偏头痛,儿童偏头痛患者可有睡眠障碍,而上呼吸道感染及其他发热性疾病在儿童比成人更易使头痛加重。

在症状方面,儿童偏头痛与成人偏头痛亦有区别。儿童偏头痛持续时间常较成人短。偏瘫型偏头痛多在儿童期发病,成年期停止,偏瘫发作可从一侧到另一侧,这种类型的偏头痛常较难控制。反复的偏瘫发作可造成永久性神经功能缺损,并可出现病理征,也可造成认知障碍。基底动脉型偏头痛,在儿童也比成人常见,表现为闪光、暗点、视物模糊、视野缺损,也可出现脑干、小脑及耳症状,如眩晕、耳鸣、耳聋、眼球震颤。在儿童出现意识恍惚者比成人多,尚可出现跌倒发作。有些偏头痛儿童仅出现反复发作性眩晕,而无头痛发作。一个平时表现完全正常的儿童可突然恐惧、大叫、面色苍白、大汗、步态蹒跚、眩晕、旋转感,并出现眼球震颤,数分钟后可完全缓解,恢复如常,称之为儿童良性发作性眩晕,属于一种偏头痛等位症。这种眩晕发作典型地始于 4 岁以前,可每天数次发作,其后发作次数逐渐减少,多数于 7～8 岁以后不再发作。与成人不同,儿童偏头痛的前驱症状常为腹痛,有时可无偏头痛发作而代之以腹痛、恶心、呕吐、腹泻,称为腹型偏头痛等位症。在偏头痛的伴随症状中,儿童偏头痛出现呕吐较成人更加常见。

儿童偏头痛的预后较成人偏头痛好。6 年后约有一半儿童不再经历偏头痛,约 1/3 的偏头痛得到改善。而始于青春期以后的成人偏头痛常持续几十年。

三、诊断与鉴别诊断

(一)诊断

偏头痛的诊断应根据详细的病史做出,特别是头痛的性质及相关的症状非常重要。如头痛的部位、性质、持续时间,疼痛严重程度、伴随症状及体征,既往发作的病史、诱发或加重因素等。

对于偏头痛患者应进行细致的一般内科查体及神经科检查,以除外症状与偏头痛有重叠、类似或同时存在的情况。诊断偏头痛虽然没有特异性的实验室指标,但有时给予患者必要的实验室检查非常重要,如血常规、尿常规、脑脊液及影像学检查,以排除器质性病变。特别是中年或老年期出现的头痛,更应排除器质性病变。当出现严重的先兆或先兆时间延长时,有学者建议行颅脑 CT 或 MRI 检查。也有学者提议当偏头痛发作每月超过 2 次时,应警惕偏头痛的原因。

国际头痛协会头痛分类委员会于 1962 年制定了一套头痛分类和诊断标准,这个旧的分类与诊断标准在世界范围内应用了 20 余年,至今我国尚有部分学术专著仍在沿用或参考这个分类。1988 年国际头痛协会头痛分类委员会制定了新的关于头痛、脑神经痛及面部痛的分类和诊断标准,目前临床及科研多采用这个标准。本标准将头痛分为 13 个主要类型,包括了总数为 129 个的头痛亚型。其中常见的头痛类型为偏头痛、紧张型头痛、丛集性头痛和慢性发作性偏头痛,而偏头痛又被分为 7 个亚型(表 1-1～表 1-4)。这 7 个亚型中,最主要的 2 个亚型是无先兆偏头痛和有先兆偏头痛,其中最常见的是无先兆偏头痛。

表 1-1　偏头痛分类

无先兆偏头痛

有先兆偏头痛

  偏头痛伴典型先兆

  偏头痛伴迁延性先兆

  家族性偏瘫型偏头痛

  基底动脉型偏头痛

  偏头痛伴急性先兆发作

眼肌瘫痪型偏头痛

视网膜型偏头痛

可能为偏头痛前驱或与偏头痛相关联的儿童期综合征

  儿童良性发作性眩晕

  儿童交替性偏瘫

偏头痛并发症

  偏头痛持续状态

  偏头痛性偏瘫

不符合上述标准的偏头痛性障碍

表 1-2　国际头痛协会(1988)关于无先兆偏头痛的定义

无先兆偏头痛

诊断标准:

1.至少 5 次发作符合第 2~4 项标准

2.头痛持续 4~72 小时(未治疗或没有成功治疗)

3.头痛至少具备下列特征中的 2 条

  (1)位于单侧

  (2)搏动性质

  (3)中度或重度(妨碍或不敢从事每天活动)

  (4)因上楼梯或类似的日常体力活动而加重

4.头痛期间至少具备下列 1 条

  (1)恶心和/或呕吐

  (2)畏光和畏声

5.至少具备下列 1 条

  (1)病史、体格检查和神经科检查不提示器质性障碍

  (2)病史和/或体格检查和/或神经检查确实提示这种障碍(器质性障碍),但被适当的观察所排除

  (3)这种障碍存在,但偏头痛发作并非在与这种障碍有密切的时间关系上首次出现

表 1-3　国际头痛协会(1988)关于有先兆偏头痛的定义

有先兆偏头痛

先前用过的术语:经典型偏头痛,典型偏头痛;眼肌瘫痪型、偏身麻木型、偏瘫型、失语型偏头痛

诊断标准:

1.至少 2 次发作符合第 2 项标准

2.至少符合下列 4 条特征中的 3 条

(1)1 个或 1 个以上提示局灶大脑皮质或脑干功能障碍的完全可逆性先兆症状

(2)至少 1 个先兆症状逐渐发展超过 4 分钟,或 2 个或 2 个以上的症状接着发生

(3)先兆症状持续时间不超过 60 分钟,如果出现 1 个以上先兆症状,持续时间可相应增加

(4)继先兆出现的头痛间隔期在 60 分钟之内(头痛尚可在先兆前或与先兆同时开始)

3.至少具备下列 1 条

(1)病史:体格检查及神经科检查不提示器质性障碍

(2)病史和/或体格检查和/或神经科检查确实提示这种障碍,但通过适当的观察被排除

(3)这种障碍存在,但偏头痛发作并非在与这种障碍有密切的时间关系上首次出现

有典型先兆的偏头痛

诊断标准:

1.符合有先兆偏头痛诊断标准,包括第 2 项全部 4 条标准

2.有 1 条或 1 条以上下列类型的先兆症状

(1)视觉障碍

(2)单侧偏身感觉障碍和/或麻木

(3)单侧力弱

(4)失语或非典型言语困难

表 1-4　国际头痛协会(1988)关于儿童偏头痛的定义

1.至少 5 次发作符合第 1)、2)项标准

1)每次头痛发作持续 2～48 小时

2)头痛至少具备下列特征中的 2 条

(1)位于单侧

(2)搏动性痛

(3)中度或重度

(4)可因常规的体育活动而加重

2.头痛期间内至少具备下列 1 条

1)恶心和/或呕吐

2)畏光和畏声

国际头痛协会的诊断标准为偏头痛的诊断提供了一个可靠的、可量化的诊断标准,对于临床和科研的意义是显而易见的,有学者特别提到其对于临床试验及流行病学调查有重要意义。但临床上有时遇到患者并不能完全符合这个标准,对这种情况学者们建议随访及复查,以确定诊断。

由于国际头痛协会的诊断标准掌握起来比较复杂,为了便于临床应用,国际上一些知名的学者一直在探讨一种简单化的诊断标准。其中 Solomon 介绍了一套简单标准,符合这个标准的患者 99% 符合国际头痛协会关于无先兆偏头痛的诊断标准。这套标准较易掌握,供参考。

(1)具备下列 4 条特征中的任何 2 条,即可诊断为无先兆偏头痛:①疼痛位于单侧;②搏动性痛;③恶心;④畏光或畏声。

(2)另有 2 条附加说明:①首次发作者不应诊断;②应无器质性疾病的证据。

在临床工作中尚能遇到患者有时表现为紧张型头痛,有时表现为偏头痛性质的头痛,为此有学者查阅了国际上一些临床研究文献后得到的答案是,紧张型头痛和偏头痛并非是截然分开的,其临床上确实存在着重叠,故有学者提出二者可能是一个连续的统一体。有时遇到有先兆偏头痛患者可表现为无先兆偏头痛,同样,学者们认为二型之间既可能有不同的病理生理,又可能是一个连续的统一体。

(二)鉴别诊断

偏头痛应与下列疼痛相鉴别。

1.紧张型头痛

紧张型头痛又称肌收缩型头痛。其临床特点是头痛部位较弥散,可位于前额、双颞、顶、枕及颈部。头痛性质常呈钝痛,头部压迫感、紧箍感,患者常述犹如戴着一个帽子。头痛常呈持续性,可时轻时重。多有头皮、颈部压痛点,按摩头颈部可使头痛缓解,多有额、颈部肌肉紧张。多伴有恶心、呕吐。

2.丛集性头痛

丛集性头痛又称组胺性头痛,Horton 综合征。表现为一系列密集的、短暂的、严重的单侧钻痛。与偏头痛不同,头痛部位多局限并固定于一侧眶部、球后和额颞部。发病时间常在夜间,并使患者痛醒。发病时间固定,起病突然而无先兆,开始可为一侧鼻部烧灼感或球后压迫感,继之出现特定部位的疼痛,常疼痛难忍,并出现面部潮红、结膜充血、流泪、流涕、鼻塞。为数不少的患者出现 Horner 征,可出现畏光,不伴恶心、呕吐。诱因可为发作群集期饮酒、兴奋或服用扩血管药引起。发病年龄常较偏头痛晚,平均 25 岁,男女之比约 4∶1。罕见家族史。治疗包括非甾体抗炎药;激素治疗;睾丸素治疗;吸氧疗法(国外介绍为100％氧,8～10 L/min,共 10～15 分钟,仅供参考);麦角胺咖啡因或双氢麦角碱睡前应用,对夜间头痛特别有效;碳酸锂疗效尚有争议,但多数介绍其有效,但中毒剂量有时与治疗剂量很接近,曾有老年患者(精神患者)服一片致昏迷者,建议有条件者监测血锂水平,不良反应有胃肠道症状、肾功能改变、内分泌改变、震颤、眼球震颤、抽搐等;其他药物尚有钙离子通道阻滞剂、舒马普坦等。

3.痛性眼肌麻痹

痛性眼肌麻痹又称 Tolosa-Hunt 综合征,是一种以头痛和眼肌麻痹为特征,涉及特发性眼眶和海绵窦的炎性疾病。病因可为颅内颈内动脉的非特异性炎症,也可能涉及海绵窦。常表现为球后及眶周的顽固性胀痛、刺痛,数天或数周后出现复视,并可有第Ⅲ、Ⅳ、Ⅵ对脑神经受累表现,间隔数月、数年后复发,需行血管造影以排除颈内动脉瘤。皮质类固醇治疗有效。

4.颅内占位所致头痛

占位早期,头痛可为间断性或晨起为重,但随着病情的发展,多成为持续性头痛,进行性加重,可出现颅内高压的症状与体征,如头痛、恶心、呕吐、视盘水肿,并可出现局灶症状与体征,如精神改变。偏瘫、失语、偏身感觉障碍、抽搐、偏盲、共济失调、眼球震颤等,典型者鉴别不难。但需注意,也有表现为十几年的偏头痛,最后被确诊为巨大血管瘤者。

四、防治

(一)一般原则

偏头痛的治疗策略包括两个方面:对症治疗及预防性治疗。对症治疗的目的在于消除、抑制或减轻疼痛及伴随症状。预防性治疗用来减少头痛发作的频度及减轻头痛严重性。对偏头痛患者是单用对症治疗还是同时采取对症治疗及预防性治疗,要具体分析。一般说来,如果头痛发作频度较小,疼痛程度较轻,持续时间较短,可考虑单纯选用对症治疗。如果头痛发作频度较大,疼痛程度较重,持续时间较长,对工作、学习、生活影响较明显,则在给予对症治疗的同时,给予适当的预防性治疗。总之,既要考虑到疼痛对患者的影响,又要考虑到药物不良反应对患者的影响,有时还要参考患者个人的意见。Saper 的建议是每周发作2 次以下者单独给予药物性对症治疗,而发作频繁者应给予预防性治疗。

不论是对症治疗还是预防性治疗均包括两个方面,即药物干预及非药物干预。

非药物干预方面强调患者自助。嘱患者详细记录前驱症状、头痛发作与持续时间及伴随症状,找出头痛诱发及缓解的因素,并尽可能避免。如避免某些食物,保持规律的作息时间、规律饮食。不论是在工作日,还是周末抑或假期,坚持这些方案对于减轻头痛发作非常重要,接受这些建议对 30% 患者有帮助。另有人倡导有规律锻炼,如长跑等,可能有效地减少头痛发作。认知和行为治疗,如生物反馈治疗等,已被证明有效。另有患者于头痛时进行痛点压迫,于凉爽、安静、暗淡的环境中独处,或以冰块冷敷均有一定效果。

(二)药物对症治疗

偏头痛对症治疗可选用非特异性药物治疗,包括简单的止痛药、非甾体抗炎药及麻醉剂。对于轻、中度头痛,简单的镇痛药及非甾体抗炎药常可缓解头痛的发作。常用的药物有脑清片、对乙酰氨基酚、阿司匹林、萘普生、吲哚美辛、布洛芬、罗痛定等。麻醉药的应用是严格限制的,Saper 提议主要于严重发作,其他治疗不能缓解,或对偏头痛特异性治疗有禁忌或不能忍受的情况下应用。偏头痛特异性 5-HT 受体拮抗剂主要用于中、重度偏头痛。偏头痛特异性 5-HT 受体拮抗剂结合简单的止痛剂,大多数患者的头痛可得到有效的治疗。

5-HT 受体拮抗剂治疗偏头痛的疗效是肯定的。麦角胺咖啡因既能抑制去甲肾上腺素的再摄取,又能拮抗其与 β-肾上腺素受体的结合,于先兆期或头痛开始后服用 1 片,常可使头痛发作终止或减轻。如果效果不显著,于数小时后加服 1 片,每天不超过 4 片,每周用量不超过 10 片。该药缺点是不良反应较多,并且有成瘾性,有时剂量会越来越大。常见不良反应为消化道症状、心血管症状,如恶心、呕吐、胸闷、气短等。孕妇和心肌缺血、高血压、肝肾疾病患者等忌用。

麦角碱衍生物酒石酸麦角胺、舒马普坦和双氢麦角碱为偏头痛特异性药物,均为 5-HT 受体拮抗剂。这些药物作用于中枢神经系统和三叉神经中受体介导的神经通路,通过阻断神经源性炎症而起到抗偏头痛作用。

(1)酒石酸麦角胺主要用于中、重度偏头痛,特别是当简单的镇痛治疗效果不足或不能耐受时。其有多项作用:既是 $5-HT_{1A}$、$5-HT_{1B}$、$5-HT_{1D}$ 和 $5-HT_{1F}$ 受体拮抗剂,又是 α-肾上腺素受体拮抗剂,通过刺激动脉平滑肌细胞 5-HT 受体而产生血管收缩作用;它可收缩静脉容量性血管、抑制交感神经末端去甲肾上腺素再摄取。作为 $5-HT_1$ 受体拮抗剂,它可抑制三叉神经血管系统神经源性炎症,其抗偏头痛活性中最基础的机制可能在此,而非其血管收缩作用。其对中枢神经递质的作用对缓解偏头痛发作亦是重要的。给药途径有口服、舌下及直肠给药。生物利用度与给药途径关系密切。口服及舌下含化吸收不稳定,直肠给药起效快,吸收可靠。为了减少过多应用导致麦角胺依赖性或反跳性头痛,一般每周应用不超过 2 次,应避免大剂量连续用药。

Saper 总结酒石酸麦角胺在下列情况下慎用或禁用:年龄在 55～60 岁(相对禁忌);妊娠或哺乳;心动过缓(中至重度);心室疾病(中至重度);胶原-肌肉病;心肌炎;冠心病,包括血管痉挛性心绞痛;高血压(中至重度);肝、肾损害(中至重度);感染或高热/败血症;消化性溃疡性疾病;周围血管病;严重瘙痒。另外,该药可加重偏头痛造成的恶心、呕吐。

(2)舒马普坦亦适用于中、重度偏头痛发作,作用于神经血管系统和中枢神经系统,通过抑制或减轻神经源性炎症而发挥作用。曾有人称舒马普坦为偏头痛治疗的里程碑。皮下用药 2 小时后,约 80% 的急性偏头痛有效。尽管 24～48 小时内 40% 的患者重新出现头痛,这时给予第 2 剂仍可达到同样的效果。口服制剂的疗效稍低于皮下给药,起效亦稍慢,通常在 4 小时内起效。皮下用药后 4 小时给予口吸制剂不能预防再出现头痛,但对皮下用药后 24 小时内出现的头痛有效。

舒马普坦具有良好的耐受性,其不良反应通常较轻和短暂,持续时间常在 45 分钟以内。包括注射部位的疼痛、耳鸣、面红、烧灼感、热感、头昏、体重增加、颈痛及发音困难。少数患者于首剂时出现非心源性胸部压迫感,仅有很少患者于后续用药时再出现这些症状。罕见引起与其相关的心肌缺血。

Saper 总结应用舒马普坦的注意事项及禁忌证:年龄在 55～60 岁(相对禁忌证);妊娠或哺乳;缺血性心肌病(心绞痛、心肌梗死病史、记录到的无症状性缺血);不稳定型心绞痛;高血压(未控制);基底型或偏瘫型偏头痛;未识别的冠心病(绝经期妇女,男性>40 岁,心脏病危险因素如高血压、高脂血症、肥胖、糖尿病、严重吸烟及强阳性家族史);肝肾功能损害(重度);同时应用单胺氧化酶抑制剂或单胺氧化酶抑制剂治疗终止后 2 周内;同时应用含麦角胺或麦角类制剂(24 小时内),首次剂量可能需要在医师监护下应用。

(3)酒石酸双氢麦角碱的效果超过酒石酸麦角胺。大多数患者起效迅速,在中、重度发作时特别有效,也可用于难治性偏头痛。与酒石酸麦角胺有共同的机制,但其动脉血管收缩作用较弱,有选择性收缩静脉血管的特性,可静脉注射、肌内注射及鼻腔吸入。静脉注射途径给药起效迅速;肌内注射生物利用度达 100%,鼻腔吸入的绝对生物利用度为 40%,应用酒石酸双氢麦角碱后再出现头痛的频率较其他现有的抗偏头痛药物小,这可能与其半衰期长有关。

酒石酸双氢麦角碱较酒石酸麦角胺具有较好的耐受性,恶心和呕吐的发生率及程度非常低,静脉注射最高,肌内注射及鼻吸入给药低。极少成瘾和引起反跳性头痛。通常的不良反应包括胸痛、轻度肌痛、短暂的血压上升。不应给予有血管痉挛反应倾向的患者,包括已知的周围性动脉疾病、冠状动脉疾病(特别是不稳定性心绞痛或血管痉挛性心绞痛)或未控制的高血压。注意事项和禁忌证同酒石酸麦角胺。

(三)药物预防性治疗

偏头痛的预防性治疗应个体化,特别是剂量的个体化。可根据患者体重、一般身体情况、既往用药体验等选择初始剂量,逐渐加量,如无明显不良反应,可连续用药 2～3 天,无效时再接用其他药物。

1.抗组胺药物

苯噻啶为一个有效的偏头痛预防性药物。可每天 2 次,每次 0.5 mg 起,逐渐加量,一般可增加至每天3 次,每次 1.0 mg,最大量不超过 6 mg/d。不良反应为嗜睡、头昏、体重增加等。

2.钙离子通道阻滞剂

氟桂利嗪,每晚 1 次,每次 5～10 mg,不良反应有嗜睡、锥体外系反应、体重增加、抑郁等。

3.β 受体阻滞剂

普萘洛尔,开始剂量为 3 次/天,每次 10 mg,逐渐增加至 60 mg/d,心率<60 次/分者停用。哮喘、严重房室传导阻滞者禁用。

4.抗抑郁剂

阿米替林每天 3 次,每次 25 mg,逐渐加量。可有嗜睡等不良反应,加量后不良反应明显。氟西汀(我国商品名百优解)每片 20 mg,每晨 1 片,饭后服,该药初始剂量及有效剂量相同,服用方便,不良反应有睡眠障碍、胃肠道症状等,常较轻。

5.其他

非甾体抗炎药,如萘普生;抗惊厥药,如卡马西平、丙戊酸钠等;舒必剂、硫必利;中医中药(辨证施治、辨经施治、成方加减、中成药)等皆可试用。

(四)关于特殊类型偏头痛

与偏头痛相关的先兆是否需要治疗及如何治疗,目前尚无定论。通常先兆为自限性的、短暂的,大多数患者于治疗尚未发挥作用时可自行缓解。如果患者经历复发性、严重的、明显的先兆,考虑舌下含化尼非地平,但头痛有可能加重,且疗效亦不肯定。给予舒马普坦及酒石酸麦角胺的疗效亦尚处观察之中。

(五)关于难治性、严重偏头痛性头痛

这类头痛主要涉及偏头痛持续状态,头痛常不能为一般的门诊治疗所缓解。患者除持续的进展性头痛外尚有一系列的生理及情感症状,如恶心、呕吐、腹泻、脱水、抑郁、绝望,甚至自杀倾向。用药过度及反跳性依赖、戒断症状常促发这些障碍。这类患者常需收入急症室观察或住院,以纠正患者存在的生理障碍;排除伴随偏头痛出现的严重的神经内科或内科疾病;治疗纠正药物依赖;预防患者于家中自杀等。应注意患者的生命体征,可做心电图检查。药物可选用酒石酸双氢麦角碱、舒马普坦、阿片类及止吐药,必要时亦可谨慎给予氯丙嗪等。可选用非肠道途径给药,如静脉或肌内注射给药。一旦发作得到控制,可逐渐加入预防性药物治疗。

(六)关于妊娠妇女的治疗

Schulman 建议给予地美罗注射剂或片剂,并应限制剂量。还可应用泼尼松,其不易穿过胎盘,在妊娠早期不损害胎儿,但不宜应用太频繁。如欲怀孕,最好尽最大可能地不用预防性药物并避免应用麦角类制剂。

(七)关于儿童偏头痛

儿童偏头痛用药的选择与成人有很多重叠,如止痛药物、钙通道阻滞剂、抗组胺药物等,但也有人质疑酒石酸麦角胺药物的疗效。如能确诊,重要的是对儿童及其家长进行安慰,使其对本病有一个全面的认识,以缓解由此带来的焦虑,对治疗当属有益。

五、护理

(一)护理评估

1.健康史

(1)了解头痛的部位、性质和程度:询问是全头痛还是局部头痛;是搏动性头痛还是胀痛、钻痛;是轻微痛、剧烈痛还是无法忍受的疼痛。偏头痛常描述为双侧颞部的搏动性疼痛。

(2)头痛的规律:询问头痛发病的急缓,是持续性还是发作性,起始与持续时间,发作频率,激发或缓解的因素,与季节、气候、体位、饮食、情绪、睡眠、疲劳等的关系。

(3)有无先兆及伴发症状:如头晕、恶心、呕吐,面色苍白、潮红,视物不清、闪

光、畏光、复视、耳鸣、失语、偏瘫、嗜睡、发热、晕厥等。典型偏头痛发作常有视觉先兆和伴有恶心、呕吐、畏光。

(4)既往史与心理社会状况:询问患者的情绪、睡眠、职业情况及服药史,了解头痛对其日常生活、工作和社交的影响,患者是否因长期反复头痛而出现恐惧、忧郁或焦虑心理。大部分偏头痛患者有家族史。

2.身体状况

检查患者意识是否清楚、瞳孔是否等大等圆、对光反射是否灵敏;体温、脉搏、呼吸、血压是否正常;面部表情是否痛苦,精神状态怎样;眼睑是否下垂、有无脑膜刺激征。

3.主要护理问题及相关因素

(1)偏头痛:与发作性神经血管功能障碍有关。

(2)焦虑:与偏头痛长期、反复发作有关。

(3)睡眠形态紊乱:与头痛长期反复发作和/或焦虑等情绪改变有关。

(二)护理措施

1.避免诱因

告知患者可能诱发或加重头痛的因素,如情绪紧张、进食某些食物、饮酒、月经来潮、用力性动作等;保持环境安静、舒适、光线柔和。

2.指导减轻头痛的方法

如指导患者缓慢深呼吸、听音乐、练气功、生物反馈治疗,引导式想象,冷、热敷及理疗、按摩、指压止痛法等。

3.用药护理

告知止痛药物的作用与不良反应,让患者了解药物依赖性或成瘾性的特点,如大量使用止痛剂、滥用麦角胺咖啡因可致药物依赖。指导患者遵医嘱正确服药。

第三节　三叉神经痛

三叉神经痛是指三叉神经分布范围内反复发作的短暂性剧烈疼痛,分为原发性及继发性两种。前者病因未明,可能是某些致病因素使三叉神经脱髓鞘而产生异位冲动或伪突触传递,近年来由于显微血管减压术的开展,多数认为其主要原因是邻近血管压迫三叉神经根所致。继发性三叉神经痛常见原因有鼻咽癌颅底转移、中颅窝脑膜瘤、听神经瘤、半月节肿瘤、动脉瘤压迫、颅底骨折、脑膜炎、颅底蛛网膜炎、三叉神经节带状疱疹病毒感染等。

一、病因和发病机制

近年来由于显微血管减压术的开展,认为三叉神经痛的病因是邻近血管压迫了三叉神经根所致。绝大部分为小脑上动脉从三叉神经根的上方或内上方压迫了神经根,少数为小脑前下动脉从三叉神经根的下方压迫了神经根。血管对神经的压迫,使神经纤维挤压在一起,逐渐使其发生脱髓鞘改变,从而引起相邻纤维之间的短路现象,轻微的刺激即可形成一系列的冲动通过短路传入中枢,引起一阵阵剧烈的疼痛。

二、临床表现

此病多发生于40岁以上,女略多于男,多为单侧发病。临床表现为突发闪电样、刀割样、钻顶样、烧灼样剧痛,严格局限于三叉神经感觉支配区内,伴有面部抽搐,又称"痛性抽搐",每次发作持续数秒钟至1~2分钟即骤然停止,间歇期无任何疼痛。在疲劳或紧张时发作较频。

三、治疗原则

无论原发性或继发性三叉神经痛,在未明确病因或难以查出病因的情况下均可用药物治疗或封闭治疗,以缓解症状,一旦确诊病因,应针对病因治疗,除非因高龄、身患严重疾病等因素难以接受者或病因去除治疗后仍疼痛发作者,可继续采用药物治疗或封闭疗法。若服药不良反应大者亦可先选择封闭疗法。

四、治疗

(一)药物治疗

三叉神经痛的药物治疗,主要用于患者发病初期或症状较轻者。经过一段时间的药物治疗,部分患者可达到完全治愈或症状得到缓解,表现为发作程度减轻、发作次数减少。

目前应用最广泛的、最有效的药物是抗癫痫药。在用药方面应根据患者的具体情况进行具体分析,各药可单独使用,亦可互相联合应用。在采用药物治疗过程中,应特别注意各种药物的不良反应,进行必要的检测,以免发生不良反应。

1.卡马西平

卡马西平亦称痛痉宁,该药对三叉神经脊束核及丘脑中央内侧核部位的突触传导有显著的抑制作用。用药达到有效治疗量后多数患者于24小时内发作性疼痛即消失或明显减轻,文献报道,卡马西平可使70%以上的患者完全止痛,20%的患者疼痛缓解,此药需长期服用才能维持疗效,多数患者停药后疼痛再现。不少患者服药后疗效有时会逐渐下降,需加大剂量。此药不能根治三叉神经痛,复发者再次服用仍有效。

(1)用法与用量:口服开始时一次0.1～0.2 g,每天1～2次,然后逐天增加0.1 g。每天最大剂量不超过1.6 g,取得疗效后,可逐口逐次地减量,维持在最小有效量。如最大剂量应用2周后疼痛仍不消失或减轻,则应停止服用,改用其他药物或治疗方法。

(2)不良反应有眩晕、嗜睡、步态不稳、恶心,数天后消失,偶有白细胞计数减少、皮疹,可停药。

2.苯妥英钠

苯妥英钠为一种抗癫痫药,在未开始应用卡马西平之前,该药曾被认为是治疗三叉神经痛的首选药物,本药疗效不如卡马西平,止痛效果不完全,长期使用止痛效果减弱,因此,目前已列为第二位选用药物。

本品主要通过增高周围神经对电刺激的兴奋阈值及抑制脑干三叉神经脊髓束的突触间传导而起作用。其疗效仅次于卡马西平,文献报道其有效率为88%～96%,但需长期用药,停药后易复发。

(1)用法与用量:成人开始时每次0.1 g,每天3次口服。如用药后疼痛不见缓解,可加大剂量到每天0.2 g,每天3次,但最大剂量不超过0.8 g/d。取得疗效后再逐渐递减剂量,以最小量维持。肌内注射或静脉注射:一次0.125～0.25 g,每天总量不超过0.5 g。临用时用等渗盐水溶解后方可使用。

(2)不良反应为长期服用该药或剂量过大,可出现头痛、头晕、嗜睡、共济失调及神经性震颤等。一般减量或停药后可自行恢复。本品对胃有刺激性,易引起厌食、恶心、呕吐及上腹痛等症状。饭后服用可减轻上述症状。长期服用可出现黏膜溃疡,多见于口腔及生殖器,并可引起牙龈增生,同时服用钙盐及抗过敏药可减轻。苯妥英钠还可引起白细胞计数减少、视力减退等症状。大剂量静脉注射,可引起心肌收缩力减弱、血管扩张、血压下降,严重时可引起心脏传导阻滞、心搏骤停。

3.氯硝西泮

本品为抗癫痫药物,对三叉神经痛也有一定疗效。服药 4~12 天,血药浓度达到稳定水平,为30~60 μg/mL。口服氯硝西泮,30~60 分钟后作用逐渐显著,维持 6~8 小时,一般在最初2周内可达最大效应,其效果次于卡马西平和苯妥英钠。

(1)用法与用量:氯硝西泮药效强,开始为 1 mg/d,分 3 次服,即可产生治疗效果。而后每3 天调整药量为0.5~1.0 mg,直至达到满意的治疗效果,至维持剂量为 3~12 mg/d。最大剂量为 20 mg/d。

(2)不良反应有嗜睡、行为障碍、共济失调、眩晕、言语不清、肌张力低下等,对肝肾功能也有一定的损害,有明显肝脏疾病的患者禁用。

4.山莨菪碱(654-2)

山莨菪碱为从我国特产茄科植物山莨菪中提取的一种生物碱,其作用与阿托品相似,可使平滑肌松弛,解除血管痉挛(尤其是微血管),同时具有镇痛作用。本药对治疗三叉神经痛有一定疗效,近期效果满意,据文献报道有效率为76.1%~78.4%,止痛时间一般为 2~6 个月,个别达5 年之久。

(1)用法与用量:①口服:每次 5~10 mg,每天 3 次,或每次 20~30 mg,每天1 次。②肌内注射:每次10 mg,每天 2~3 次,待疼痛减轻或疼痛发作次数减少后改为每次 10 mg,每天 1 次。

(2)不良反应有口干、面红、轻度扩瞳、排尿困难、视近物模糊及心率增快等。以上反应多在 1~3 小时内消失,长期用药不会蓄积中毒。有青光眼和心脏病的患者忌用。

5.巴氯芬

巴氯芬[β-(P-氯茶基)γ-氨基丁酸]是抑制性神经递质 γ 氨基丁酸的类似物,临床试验研究表明本品能缓解三叉神经痛。用法:巴氯芬开始每次 10 mg,每天3 次,隔天增加每天10 mg,直到治疗的第2 周结束时,将用量递增至每天 60~80 mg。每天平均维持量:单用者为50~60 mg,与卡马西平或苯妥英钠合用者为 30~40 mg。文献报道,治疗三叉神经痛的近期疗效,巴氯芬与卡马西平几乎相同,但远期疗效不如卡马西平,巴氯芬与卡马西平或苯妥英钠均具有协同作用,且比卡马西平更安全,这一特点使巴氯芬在治疗三叉神经痛方面颇受欢迎。

6.麻黄碱

本品可以兴奋脑啡肽系统,因而具有镇痛作用,其镇痛程度为吗啡的1/12~1/7。用法:每次 30 mg,肌内注射,每天 2 次。有甲亢、高血压、动脉硬化、心绞痛等疾病的患者禁用。

7.硫酸镁

本品在眶上孔或眶下孔注射可治疗三叉神经痛。

8.维生素 B_{12}

文献报道,用大剂量维生素 B_{12} 对治疗三叉神经痛确有较好疗效。方法:维生素 B_{12} 4 000 μg 加维生素 B_1 200 mg 加 2‰普鲁卡因 4 mL 对准扳机点做深浅上下左右四点式注药,对放射的始端做深层肌下进药,放射的终点做浅层四点式进药,药量可根据疼痛轻重适量进入。但由于药物作用扳机点可能变位,治疗时可酌情根据变位更换进药部位。

9.哌咪清(匹莫齐特)

文献报道,用其他药物治疗无效的顽固性三叉神经痛患者本品有效,且其疗效明显优于卡马西平。开始剂量为每天 4 mg,逐渐增加至每天 12～14 mg,分2次服用。不良反应以锥体外系反应较常见,亦可有口干、无力、失眠等。

10.维生素 B_1

维生素 B_1 在神经组织蛋白合成过程中起辅酶作用,参与胆碱代谢,其止痛效果差,只能作为辅助药物。用法与用量:①肌内注射 1 mg/d,每天 1 次,10 天后改为 2～3 次/周,持续 3 周为 1 个疗程。②三叉神经分支注射:根据疼痛部位可做眶上神经、眶下神经、上颌神经和下颌神经注射。剂量每次 500～1 000 μg,每周 2～3 次。③穴位注射:每次 25～100 μg,每周 2～3 次。常用颊车、下关、四白及阿是穴等。

11.激素

原发性三叉神经痛和继发性三叉神经痛的患者,其病理改变在光镜和电镜下都表现为三叉神经后根有脱髓鞘改变。在临床治疗中发现,许多用卡马西平、苯妥英钠等治疗无效的患者,改用泼尼松、地塞米松等治疗有效。这种激素治疗的原理与治疗脱髓鞘疾病相同,利用激素的免疫抑制作用达到治疗三叉神经痛的目的。由于各学者报道的病例少,只是对一部分卡马西平、苯妥英钠治疗无效者应用有效,其长期效果和机制有待进一步观察。剂量与用量:①泼尼松,每次5 mg,每天 3 次。②地塞米松(氟美松),每次 0.75 mg,每天 3 次。注射剂:每支5 mg,每次5 mg,每天 1 次,肌内或静脉注射。

(二)神经封闭法

神经封闭法主要包括三叉神经半月节及其周围支酒精封闭术和半月节射频

热凝法,其原理是通过酒精的化学作用或热凝的物理作用于三叉神经纤维上,使其发生坏变,从而阻断神经传导达到止痛目的。

1.三叉神经酒精封闭法

封闭用酒精一般浓度在80%左右(因封闭前注入局麻,故常用98%浓度)。

(1)眶上神经封闭:适用于三叉神经第1支痛。方法为患者取坐或卧位,位于眶上缘中内1/3交界处触及切迹,皮肤消毒及局麻后,用短细针头自切迹刺入皮肤直达骨面,找到骨孔后刺入,待患者出现放射痛时,先注入2%利多卡因0.5~1 mL,待眶上神经分布区针感消失,再缓慢注入酒精0.5 mL左右。

(2)眶下神经封闭:在眶下孔封闭三叉神经上颌支的眶下神经。适用于三叉神经第2支痛(主要疼痛局限在鼻旁、下眼睑、上唇等部位)。方法为患者取坐或卧位,位于距眶下缘约1 cm,距鼻中线3 cm处,触及眶下孔,该孔走向与矢状面成40°~45°角,长约1 cm,故穿刺时针头由眶下孔作40°~45°角向外上、后进针,深度不超过1 cm,患者出现放射痛时,以下操作同眶上神经封闭。

(3)后上齿槽神经封闭:在上颌结节的后上齿槽孔处进行。适用于三叉神经第2支痛(痛区局限在上白齿及其外侧黏膜者)。方法为患者取坐或卧位,头转向健侧,穿刺点在颧弓下缘与齿槽嵴成角处,即相当于过眼眶外缘的垂线与颧骨下缘相交点,局部消毒后,先用左手指将附近皮肤向下前方拉紧,继之以4~5 cm长穿刺针自穿刺点稍向后上方刺入直达齿槽嵴的后侧骨面,然后紧贴骨面缓慢深入2 cm左右,即达后上齿槽孔处,先注入2%利多卡因,后再注入酒精。

(4)颏神经封闭:在下颌骨的颏孔处进行,适用于三叉神经第3支痛(主要局限在颏部、下唇)。方法为在下颌骨上、下缘间之中点相当于咬肌前缘和颏正中线之间的中点找到颏孔,然后自后上方并与皮肤成45°角向前下进针刺入骨面,插入颏孔,以下操作同眶上神经封闭。

(5)上颌神经封闭:用于三叉神经第2支痛(痛区广泛及眶下神经封闭失效者)。上颌神经主干自圆孔穿出颅腔至翼腭窝。方法常用侧入法:穿刺点位于眼眶外缘至耳道间连线中点下方,穿刺针自该点垂直刺入深约4 cm,触及翼突板,继之退针2 cm左右稍改向前方15°角重新刺入,滑过翼板前缘,再深入0.5 cm即入翼腭窝内,患者有放射痛时,回抽无血后,先注入2%利多卡因,待上颌部感觉麻木后,注入酒精1 mL。

(6)下颌神经封闭:用于三叉神经第3支痛(痛区广泛及眶下神经封闭失效者)。下颌神经主干自卵圆孔穿出。方法常用侧入法,穿刺点同上颌神经穿刺点,垂直进针达翼突板后,退针2 cm再改向上后方15°角进针,患者出现放射痛后,注药同上颌神经封闭。

(7)半月神经节封闭:用于三叉神经第2、3支痛或第1、2、3支痛,方法常用前入法:穿刺点在口角上方及外侧约3 cm处,自该点进针,方向后、上、内即正面看应对准向前直视的瞳孔,从侧面看朝颧弓中点,约进针5 cm处达颅底触及试探,当刺入卵圆孔时,患者即出现放射痛(下颌区),则再推进0.5 cm,上颌部亦出现剧痛即确入半月节内。回抽无血、无脑脊液,先注入2%利多卡因0.5 mL同侧面部麻木后,再缓慢注入酒精0.5 mL。

以上酒精封闭法的治疗效果差异较大,短者数月,长者可达数年。复发者可重复封闭,但难以根治。

2.三叉神经半月节射频热凝法

该法首先由Sweat(1974)提出,它通过穿刺半月节插入电极后用电刺激确定电极位置,从而有选择地用射频温控定量灶性破坏法,达到止痛目的。方法如下所示。

(1)半月节穿刺:同半月节封闭术。

(2)电刺激:穿入成功后,插入电极通入0.2~0.3 V,用50~75 W/s的方波电流,这时患者感觉有刺激区的蚁行感。

(3)射频温探破坏:电刺激准确定位后,打开射频发生器,产生射频电场,此时为进一步了解电极位置,可将温度控制在42~44 ℃,这种电流可造成可逆性损伤并刺激产生疼痛,一旦电极位置无误,则可将温度增高,每次5 ℃,增高至60~80 ℃,每次30~60秒,在破坏第1支时,则稍缓慢加热并检查角膜反射。此方法有效率为85%左右,但仍复发而不能根治。

3.三叉神经痛的γ刀放射疗法

1991年,有学者利用MRI定位像输入HP-9000计算机,使用Gamma plan进行定位和定量计算,选择三叉神经感觉根进脑干区为靶点照射,达到缓解症状的目的,其疗效尚不明确。

五、护理

(一)护理评估

1.健康史评估

(1)原发性三叉神经痛是一种病因尚不明确的疾病。但三叉神经痛可继发于脑桥、小脑脚占位病变压迫三叉神经及多发性硬化等。因此,应询问患者是否患有多发性硬化,检查有无占位性病变,每次面部疼痛有无诱因。

(2)评估患者年龄。此病多发生于中老年人。40岁以上起病者占70%～80%,女略多于男,比例为3∶1。

2.临床观察与评估

(1)评估疼痛的部位、性质、程度、时间。通常疼痛无预兆,大多数人为单侧,开始和停止都很突然,间歇期可完全正常。发作表现为电击样、针刺样、刀割样或撕裂样的剧烈疼痛,每次数秒至2分钟。疼痛以面颊、上下颌及舌部最为明显;口角、鼻翼、颊部和舌部为敏感区。轻触即可诱发,称为扳机点;当碰及触发点,如洗脸、刷牙时疼痛发作。或当因咀嚼、呵欠和讲话等引起疼痛。以致患者不敢做这些动作。患者表现为面色憔悴、精神抑郁和情绪低落。

(2)严重者伴有面部肌肉的反复性抽搐、口角牵向患侧,称为痛性抽搐。并可伴有面部发红、皮温增高、结膜充血和流泪等。严重者可昼夜发作,夜不成眠或睡后痛醒。

(3)病程可呈周期性。每次发作期可为数天、数周或数月不等;缓解期亦可数天至数年不等。病程愈长,发作愈频繁,病情愈重。神经系统检查一般无阳性体征。

(4)心理评估。使用焦虑量表评估患者的焦虑程度。

(二)患者问题

1.疼痛

其主要由于三叉神经受损引起面颊、上下颌及舌疼痛。

2.焦虑

焦虑与疼痛反复、频繁发作有关。

(三)护理目标

(1)患者自感疼痛减轻或缓解。

(2)患者述舒适感增加,焦虑症状减轻。

(四)护理措施

1.治疗护理

(1)药物治疗:原发性三叉神经痛首选卡马西平治疗。其不良反应为头晕、嗜睡、口干、恶心、皮疹、再生障碍性贫血、肝功能损害、智力和体力衰弱等。护理者必须注意观察,每1～2个月复查肝功能和血常规。患者偶有皮疹、肝功能损害和白细胞计数减少,需停药;也可按医师建议单独或联合使用苯妥英钠、氯硝西泮、巴氯芬、野木瓜等治疗。

（2）封闭治疗：三叉神经封闭是注射药物于三叉神经分支或三叉神经半月节上，阻断其传导，导致面部感觉丧失，获得一段时间的止痛效果。注射药物有无水乙醇、甘油等。封闭术的止痛效果往往不够满意，远期疗效较差，还有可能引起角膜溃疡、失明、颅神经损害、动脉损伤等并发症，且对三叉神经第1支疼痛不适用。但此法对全身状况差不能耐受手术的患者、鉴别诊断及为手术创造条件的过渡性治疗仍有一定的价值。

（3）经皮选择性治疗：在X线监视下或经CT导向将射频电极针经皮插入半月神经节，通电加热至65～75 ℃维持1分钟，可选择性地破坏节后无髓鞘的传导痛温觉的 Aβ 和 C 细纤维，保留有髓鞘的传导触觉的 Aα 和粗纤维，疗效可达90％以上，但有面部感觉异常、角膜炎、咀嚼无力、复视和带状疱疹等并发症。长期随访复发率为21％～28％，但重复应用仍有效。本方法尤其适用于年老体弱不适合手术治疗的患者、手术治疗后复发者及不愿意接受手术治疗的患者。

射频电凝治疗后并发症的观察护理：观察患者的恶心、呕吐反应，随时处理污物，遵医嘱补液补钾；询问患者有无局部皮肤感觉减退，观察其是否有同侧角膜反射迟钝、咀嚼无力、面部异样等不适感觉。并注意给患者进餐软食，洗脸水温要适宜。如有术中穿刺方向偏内、偏深误伤视神经引起视力减退、复视等并发症，应积极遵医嘱给予治疗并防止患者活动摔伤、碰伤。

（4）外科治疗。①三叉神经周围支切除及抽除术：两者手术较简单，因神经再生而容易复发，故有效时间短，目前较少采用，仅限于第1支疼痛者姑息使用。②三叉神经感觉根切断术：经枕下入路三叉神经感觉根切断术，三叉神经痛均适用此种入路，手术操作较复杂，危险性大，术后反应较多，但常可发现病因，可很好保护运动根及保留部分面部和角膜触觉，复发率低，至今仍广泛使用。③三叉神经脊束切断术：此手术危险性太大，术后并发症严重，现很少采用。④微血管减压术：已知有85％～96％的三叉神经痛患者是由于三叉神经根存在血管压迫所致，用手术方法将压迫神经的血管从三叉神经根部移开，疼痛则会消失，这就是微血管减压术，因为微血管减压术是针对三叉神经痛的主要病因进行治疗，去除血管对神经的压迫后，约90％的患者疼痛可以完全消失，面部感觉完全保留，而达到根治的目的，微血管减压术可以保留三叉神经功能，运用显微外科技术进行手术，减小了手术创伤，很少遗留永久性神经功能障碍，术中手术探查可以发现引起三叉神经痛的少见病因，如影像学未发现的小肿瘤、蛛网膜增厚及粘连等，因而成为原发性三叉神经痛的首选手术治疗方法。

三叉神经微血管减压术的手术适应证：正规药物治疗一段时间后，药物效果不明显或疗效明显减退的患者;药物过敏或严重不良反应不能耐受;疼痛严重,影响工作、生活和休息者。

微血管减压术治疗三叉神经痛的临床有效率为 90%～98%,影响其疗效的因素很多,其中压迫血管的类型、神经受压的程度及减压方式的不同对其临床治疗和预后的判断有着重要的意义。微血管减压术治疗三叉神经痛也存在 5%～10%的复发率,不同术者和手术方法的不同差异很大。研究表明,患者的性别、年龄、疼痛的支数、疼痛部位、病程、近期疗效及压迫血管的类型可能与复发存在一定的联系。导致三叉神经痛术后复发的主要原因有:①病程>8 年;②静脉为压迫因素;③术后即刻症状没有消失者。三叉神经痛复发最多见于术后 2 年内,2 年后复发率明显降低。

2.心理支持

由于本病为突然发作的反复的阵发性剧痛,易出现精神抑郁和情绪低落等表现,护士应关心、理解、体谅患者,帮助其减轻心理压力,增强战胜疾病的信心。

3.健康教育

指导患者生活有规律,合理休息、娱乐;鼓励患者运用指导式想象、听音乐、阅读报刊等分散注意力,消除紧张情绪。

第二章 呼吸内科疾病护理

第一节 肺 脓 肿

肺脓肿是由多种病原菌引起肺实质坏死的肺部化脓性感染。早期为肺组织的化脓性炎症,继而坏死、液化,由肉芽组织包绕形成脓肿。高热、咳嗽和咳大量脓臭痰为其临床特征。本病可见于任何年龄,青壮年男性及年老体弱有基础疾病者多见。自抗生素广泛应用以来,发病率有明显降低。

一、护理评估

(一)病因及发病机制

急性肺脓肿的主要病原体是细菌,常为上呼吸道、口腔的定植菌,包括需氧、厌氧和兼性厌氧菌。厌氧菌感染占主要地位,较重要的厌氧菌有核粒梭形杆菌、消化球菌等。常见的需氧和兼性厌氧菌为金黄色葡萄球菌、化脓链球菌(A组溶血性链球菌)、肺炎克雷伯杆菌和铜绿假单胞菌等。免疫力低下者,如接受化学治疗(以下简称化疗)、白血病或艾滋病患者其病原菌也可为真菌。根据不同病因和感染途径,肺脓肿可分为以下3种类型。

1.吸入性肺脓肿

吸入性肺脓肿是临床上最多见的类型,病原体经口、鼻、咽吸入致病,误吸为最主要的发病原因。正常情况下,吸入物可由呼吸道迅速清除,但当由于受凉、劳累等诱因导致全身或局部免疫力下降时;在有意识障碍,如全身麻醉或气管插管、醉酒、脑血管意外时,吸入的病原菌即可致病。此外,也可由上呼吸道的慢性化脓性病灶,如扁桃体炎、鼻窦炎、牙槽脓肿等脓性分泌物经气管被吸入肺内致病。吸入性肺脓肿发病部位与解剖结构有关,常为单发性,由于右主支气管较陡直,且管径较粗大,因而右侧多发。病原体多为厌氧菌。

2.继发性肺脓肿

继发性肺脓肿可继发于:①某些肺部疾病如细菌性肺炎、支气管扩张、空洞型肺结核、支气管肺癌、支气管囊肿等感染。②支气管异物堵塞也是肺脓肿尤其是小儿肺脓肿发生的重要因素。③邻近器官的化脓性病变蔓延至肺,如食管穿孔感染、膈下脓肿、肾周围脓肿及脊柱脓肿等波及肺组织引起肺脓肿。阿米巴肝脓肿可穿破膈肌至右肺下叶,形成阿米巴肺脓肿。

3.血源性肺脓肿

因皮肤外伤感染、痈、疖、骨髓炎、静脉吸毒、感染性心内膜炎等肺外感染病灶的细菌或脓毒性栓子经血行播散至肺部引起小血管栓塞,产生化脓性炎症、组织坏死导致肺脓肿。金黄色葡萄球菌、表皮葡萄球菌及链球菌为常见致病菌。

(二)病理

肺脓肿早期为含致病菌的污染物阻塞细支气管,继而形成小血管炎性栓塞,进而致病菌繁殖引起肺组织化脓性炎症、坏死,形成肺脓肿,继而肺坏死组织液化破溃经支气管部分排出,形成有气液平的脓腔。另因病变累及部位不同,可并发支气管扩张、局限性纤维蛋白性胸膜炎、脓胸、脓气胸、支气管胸膜瘘等。急性肺脓肿经积极治疗或充分引流,脓腔缩小甚至消失,或仅剩少量纤维瘢痕。如治疗不彻底或支气管引流不畅,炎症持续存在,超过3个月以上称为慢性肺脓肿。

(三)健康史

多数吸入性肺脓肿患者有齿、口咽部的感染灶,故要了解患者是否有口腔、上呼吸道慢性感染病灶如龋齿、化脓性扁桃体炎、鼻窦炎、牙周溢脓等;或手术、劳累、受凉等;是否应用了大量抗生素。

(四)身体状况

1.症状

急性肺脓肿患者,起病急,寒战、高热,体温高达39~40 ℃,伴有咳嗽、咳少量黏液痰或黏液脓性痰,典型痰液呈黄绿色、脓性,有时带血。炎症累及胸膜可引起胸痛。伴精神不振、全身乏力、食欲减退等全身毒性症状。如感染未能及时控制,于发病后10~14天可突然咳出大量脓臭痰及坏死组织,痰量可达300~500 mL/d,痰静置后分3层。厌氧菌感染时痰带腥臭味。一般在咳出大量脓痰后,体温明显下降,全身毒性症状随之减轻。约1/3患者有不同程度的咯血,偶有中、大量咯血而突然窒息死亡者。部分患者发病缓慢,仅有一般的呼吸道感染症状。血源性肺脓肿多先有原发病灶引起的畏寒、高热等全身脓毒血症的表现。经数天或数周后出现咳嗽、咳痰，痰量不多，极少咯血。慢性肺脓肿患者除咳嗽、咳脓痰、不规则发热、咯血外，还有贫血、消瘦等慢性消耗症状。

2.体征

肺部体征与肺脓肿的大小、部位有关。早期病变较小或位于肺深部，多无阳性体征；病变发展较大时可出现肺实变体征，有时可闻及异常支气管呼吸音；病变累及胸膜时，可闻及胸膜摩擦音或胸腔积液体征。慢性肺脓肿常有杵状指（趾）、消瘦、贫血等。血源性肺脓肿多无阳性体征。

(五)实验室及其他检查

1.实验室检查

急性肺脓肿患者血常规白细胞计数明显增高，中性粒细胞在 90% 以上，多有核左移和中毒颗粒。慢性肺脓肿血白细胞计数可稍升高或正常，红细胞和血红蛋白减少。血源性肺脓肿患者的血培养可发现致病菌。并发脓胸时，可做胸腔脓液培养及药物敏感试验。

2.痰细菌学检查

气道深部痰标本细菌培养可有厌氧菌和/或需氧菌存在。血培养有助于确定病原体和选择有效的抗菌药物。

3.影像学检查

X 线胸片早期可见肺部炎性阴影，肺脓肿形成后，脓液排出，脓腔出现圆形透亮区和气液平面，四周有浓密炎症浸润。炎症吸收后遗留有纤维条索状阴影。慢性肺脓肿呈厚壁空洞，周围有纤维组织增生及邻近胸膜增厚。CT 能更准确定位及发现体积较小的脓肿。

4.纤维支气管镜检查

纤维支气管镜检查有助于明确病因、病原学诊断及治疗。

(六)心理、社会评估

部分肺脓肿患者起病多急骤，畏寒、高热伴全身中毒症状明显，厌氧菌感染时痰有腥臭味等，使患者及家属常深感不安。患者会表现出忧虑、悲观、抑郁和恐惧。

二、主要护理诊断及医护合作性问题

(一)体温过高

与肺组织炎症性坏死有关。

(二)清理呼吸道无效

与脓痰聚积有关。

(三)营养失调,低于机体需要量

与肺部感染导致机体消耗增加有关。

(四)气体交换受损

与气道内痰液积聚、肺部感染有关。

(五)潜在并发症

咯血、窒息、脓气胸、支气管胸膜瘘。

三、护理目标

体温降至正常,营养改善,呼吸系统症状减轻或消失,未发生并发症。

四、护理措施

(一)一般护理

保持室内空气流通、适宜温湿度、阳光充足。晨起、饭后、体位引流后及睡前协助患者漱口,做好口腔护理。鼓励患者多饮水,进食高热量、高蛋白、高维生素等营养丰富的食物。

(二)病情观察

观察痰的颜色、性状、气味和静置后是否分层。准确记录 24 小时排痰量。当大量痰液排出时,要注意观察患者咳痰是否顺畅,咳嗽是否有力,避免脓痰引起窒息;当痰液减少时,要观察患者中毒症状是否好转,若中毒症状严重,提示痰液引流不畅,做好脓液引流的护理,以保持呼吸道通畅。若发现血痰,应及时报告医师,咯血量较多时,应严密观察体温、脉搏、呼吸、血压及神志的变化,准备好抢救药品和用品,嘱患者患侧卧位,头偏向一侧,警惕大咯血或窒息的突然发生。

(三)用药及体位引流护理

肺脓肿治疗原则是抗生素治疗和痰液引流。

1.抗生素治疗

吸入性肺脓肿一般选用青霉素,对青霉素过敏或不敏感者可用林可霉素、克林霉素或甲硝唑等药物。开始给药采用静脉滴注,体温通常在治疗后 3～10 天降至正常,然后改为肌内注射或口服。如抗生素有效,宜持续 8～12 周,直至胸片上空洞和炎症完全消失,或仅有少量稳定的残留纤维化。若疗效不佳,要注意根据细菌培养和药物敏感试验结果选用有效抗菌药物。遵医嘱使用抗生素、祛痰药、支气管扩张剂等药物,注意观察疗效及不良反应。

2.痰液引流

痰液引流可缩短病程,提高疗效。无大咯血、中毒症状轻者可进行体位引流排痰,每天2～3次,每次10～15分钟。痰黏稠者可用祛痰药、支气管舒张药或生理盐水雾化吸入以利脓液引流。有条件应尽早应用纤维支气管镜冲洗及吸引治疗,脓腔内还可注入抗生素,加强局部治疗。

3.手术治疗

内科积极治疗3个月以上效果不好,或有并发症可考虑手术治疗。

(四)心理护理

向患者及家属及时介绍病情,解释各种症状和不适的原因,说明各项诊疗、护理操作目的、操作程序和配合要点。由于疾病带来口腔脓臭气味使患者害怕与人接近,在帮助患者口腔护理的同时消除患者的紧张心理。主动关心并询问患者的需要,使患者增加治疗的依从性和信心,指导患者正确对待本病,使其勇于说出内心感受,并积极进行疏导。教育患者家属配合医护人员做好患者的心理指导,使患者树立治愈疾病的信心,以促进疾病早日康复。

(五)健康指导

1.疾病知识指导

指导患者及家属了解肺脓肿发生、发展、治疗和有效预防方面的知识。积极治疗肺炎、皮肤疖、痈或肺外化脓性炎症等原发病灶。教会患者练习深呼吸,鼓励患者咳嗽并采取有效的咳嗽方式进行排痰,保持呼吸道的通畅,促进病变的愈合。对重症患者做好监护,教育家属及时发现病情变化,并及时向医师报告。

2.生活指导

指导患者生活要有规律,注意休息,劳逸结合,应增加营养物质的摄入。提倡健康的生活方式,重视口腔护理,在晨起、饭后、体位引流后、晚睡前要漱口、刷牙,防止污染分泌物误吸入下呼吸道。鼓励平日多饮水,戒烟、酒。保持环境整洁、舒适,维持适宜的室温与湿度,注意保暖,避免受凉。

3.用药指导

抗生素治疗非常重要,但需要时间较长,为防止病情反复,应遵从治疗计划。指导患者及家属根据医嘱服药,向患者讲解抗生素等药物的用药疗程、方法、不良反应,发现异常及时向医师报告。

4.加强易感人群护理

对意识障碍、慢性病、长期卧床者,应注意指导家属协助患者经常变换体位、翻身、拍背促进痰液排出,疑有异物吸入时要及时清除。有感染征象时应及时就诊。

五、护理评价

患者体温平稳,呼吸系统症状消失,营养改善,无并发症发生或发生后及时得到处理。

第二节 呼 吸 衰 竭

一、概述

呼吸衰竭是指各种原因引起的肺通气和/或换气功能严重障碍,以至在静息状态下亦不能维持足够的气体交换,导致缺氧伴(或不伴)二氧化碳潴留,进而引起一系列病理生理改变和代谢紊乱的临床综合征。主要表现为呼吸困难、发绀、精神、神经症状等。常以动脉血气分析作为呼吸衰竭的诊断标准:在水平面、静息状态、呼吸空气条件下,动脉血氧分压(PaO_2)<8.0 kPa(60 mmHg),伴或不伴 CO_2 分压($PaCO_2$)>6.7 kPa(50 mmHg),并排除心内解剖分流和原发于心排血量降低等致低氧因素,可诊断为呼吸衰竭。

(一)病因

参与呼吸运动过程的任何一个环节发生病变,都可导致呼吸衰竭。临床上常见的病因有以下几种。

1.呼吸道阻塞性病变

气管-支气管的炎症、痉挛、肿瘤、异物、纤维化瘢痕,如慢性阻塞性肺疾病(COPD)、重症哮喘等引起呼吸道阻塞和肺通气不足。

2.肺组织病变

各种累及肺泡和/或肺间质的病变,如肺炎、肺气肿、严重肺结核、弥漫性肺纤维化、肺水肿、肺不张、硅沉着病(矽肺)等均可导致肺容量减少、有效弥散面积减少、肺顺应性减低、通气/血流比值失调。

3.肺血管疾病

肺栓塞、肺血管炎、肺毛细血管瘤、多发性微血栓形成等可引起肺换气障碍，通气/血流比值失调，或部分静脉血未经氧合直接进入肺静脉。

4.胸廓与胸膜疾病

胸外伤引起的连枷胸、严重的自发性或外伤性气胸等均可影响胸廓活动和肺脏扩张，造成通气障碍。严重的脊柱畸形、大量胸腔积液或伴有胸膜增厚、粘连，亦可引起通气减少。

5.神经-肌肉疾病

脑血管疾病、颅脑外伤、脑炎及安眠药中毒，可直接或间接抑制呼吸中枢。脊髓高位损伤、脊髓灰质炎、多发性神经炎、重症肌无力、有机磷中毒、破伤风及严重的钾代谢紊乱，均可累及呼吸肌，使呼吸肌动力下降而引起通气不足。

(二)分类

1.按发病的缓急分类

(1)急性呼吸衰竭：多指原来呼吸功能正常，由于某些突发因素，如创伤、休克、溺水、电击、急性呼吸道阻塞、药物中毒、颅脑病变等，造成肺通气和/或换气功能迅速出现严重障碍，短时间内引起呼吸衰竭。

(2)慢性呼吸衰竭：指在一些慢性疾病，包括呼吸和神经肌肉系统疾病的基础上，呼吸功能障碍逐渐加重而发生的呼吸衰竭。最常见的原因为COPD。

2.按动脉血气分析分类

(1)Ⅰ型呼吸衰竭：即缺氧性呼吸衰竭，血气分析特点为：$PaO_2 < 8.0$ kPa (60 mmHg)，$PaCO_2$降低或正常。主要见于弥散功能障碍、通气/血流比值失调、动-静脉分流等肺换气障碍性疾病，如急性肺栓塞、间质性肺疾病等。

(2)Ⅱ型呼吸衰竭：即高碳酸性呼吸衰竭，血气分析特点为：$PaO_2 < 8.0$ kPa (60 mmHg)，同时$PaCO_2 > 6.7$ kPa(50 mmHg)。因肺泡有效通气不足所致。单纯通气不足引起的缺氧和高碳酸血症的程度是平行的，若伴有换气功能障碍，则缺氧更严重，如COPD。

(三)发病机制和病理生理

1.缺氧(低氧血症)和二氧化碳潴留(高碳酸血症)的发生机制

(1)肺通气不足：各种原因造成呼吸道管腔狭窄，通气障碍，使肺泡通气量减少，肺泡氧分压下降，二氧化碳排出障碍，最终导致缺氧和二氧化碳潴留。

(2)弥散障碍：指氧气、二氧化碳等气体通过肺泡膜进行气体交换的物理弥散过程发生障碍。由于氧气和二氧化碳通透肺泡膜的能力相差很大,氧的弥散力仅为二氧化碳的 1/20,故在弥散障碍时,通常表现为低氧血症。

(3)通气/血流比失调:正常成年人静息状态下,肺泡通气量为 4 L/min,肺血流量为5 L/min,通气/血流比为 0.8。病理情况下,通气/血流比失调有两种形式:①部分肺泡通气不足,如肺泡萎陷、肺炎、肺不张等引起病变部位的肺泡通气不足,通气/血流比减小,静脉血不能充分氧合,形成动-静脉样分流。②部分肺泡血流不足,肺血管病变如肺栓塞引起栓塞部位血流减少,通气正常,通气/血流比增大,吸入的气体不能与血流进行有效交换,形成无效腔效应,又称无效腔样通气。通气/血流比失调的结果主要是缺氧,而无二氧化碳潴留。

(4)氧耗量增加:加重缺氧的原因之一。发热、战栗、呼吸困难和抽搐均增加氧耗量,正常人可借助增加通气量以防止缺氧。而原有通气功能障碍的患者,在氧耗量增加的情况下会出现严重的低氧血症。

2.缺氧对人体的影响

(1)对中枢神经系统的影响:脑组织对缺氧最为敏感。缺氧对中枢神经影响的程度与缺氧的程度和发生速度有关。轻度缺氧仅有注意力不集中、智力减退、定向障碍等;随着缺氧的加重可出现烦躁不安、神志恍惚、谵妄、昏迷。由于大脑皮质神经元对缺氧的敏感性最高,因此临床上缺氧的最早期表现是精神症状。

严重缺氧可使血管的通透性增加,引起脑组织充血、水肿和颅内压增高,压迫脑血管,可进一步加重缺血、缺氧,形成恶性循环。

(2)对循环系统的影响:缺氧可反射性加快心率,使血压升高、冠状动脉血流增加以维持心肌活动所必需的氧。心肌对缺氧十分敏感,早期轻度缺氧即可在心电图上表现出来,急性严重缺氧可导致心室颤动或心搏骤停。长期慢性缺氧可引起心肌纤维化、心肌硬化。缺氧、肺动脉高压及心肌受损等多种病理变化最终导致肺源性心脏病。

(3)对呼吸系统的影响:呼吸的变化受到低氧血症和高碳酸血症所引起的反射活动及原发病的影响。轻度缺氧可刺激颈动脉窦和主动脉体化学感受器,反射性兴奋呼吸中枢,使呼吸加深加快。随着缺氧的逐渐加重,这种反射迟钝,呼吸抑制。

(4)对酸碱平衡和电解质的影响:严重缺氧可抑制细胞能量代谢的中间过程,导致能量产生减少,乳酸和无机磷大量积蓄,引起代谢性酸中毒。而能量的不足使体内离子转运泵受到损害,钾离子由细胞内转移到血液和组织间,钠和氢离子进入细胞内,导致细胞内酸中毒和高钾血症。代谢性酸中毒产生的固定酸与缓冲系统中碳酸氢盐起作用,产生碳酸,使组织的二氧化碳分压增高。

(5)对消化、血液系统的影响:缺氧可直接或间接损害肝细胞,使丙氨酸氨基转移酶升高。慢性缺氧可引起继发红细胞增多,增加了血黏度,严重时加重肺循环阻力和右心负荷。

3.二氧化碳潴留对人体的影响

(1)对中枢神经系统的影响:轻度二氧化碳潴留,可间接兴奋皮质,引起失眠、精神兴奋、烦躁不安等症状,随着二氧化碳潴留的加重,皮质下层受到抑制,表现为嗜睡、昏睡甚至昏迷,称为二氧化碳麻醉。二氧化碳还可扩张脑血管,使脑血流量增加,严重时造成脑水肿。

(2)对循环系统的影响:二氧化碳潴留可引起心率加快,心排血量增加,肌肉及腹腔血管收缩,冠状动脉、脑血管及皮肤浅表血管扩张,早期表现为血压升高。二氧化碳潴留的加重可直接抑制心血管中枢,引起血压下降、心律失常等严重后果。

(3)对呼吸的影响:二氧化碳是强有力的呼吸中枢兴奋剂,$PaCO_2$ 急骤升高,呼吸加深加快,通气量增加;长时间的二氧化碳潴留则会对呼吸中枢产生抑制,此时的呼吸运动主要靠缺氧对外周化学感受器的刺激作用得以维持。

(4)对酸碱平衡的影响:二氧化碳潴留可直接导致呼吸性酸中毒。血液 pH 取决于 HCO_3^-/H_2CO_3 比值,前者靠肾脏的调节(1～3 天),而 H_2CO_3 的调节主要靠呼吸(仅需数小时)。急性呼吸衰竭时二氧化碳潴留可使 pH 迅速下降;而慢性呼吸衰竭时,因二氧化碳潴留发展缓慢,肾减少 HCO_3^- 排出,不致使 pH 明显减低。

(5)对肾脏的影响:轻度二氧化碳潴留可使肾血管扩张,肾血流量增加而使尿量增加。二氧化碳潴留严重时,由于 pH 减低,使肾血管痉挛,血流量减少,尿量亦减少。

二、急性呼吸衰竭

(一)病因

1.呼吸系统疾病

严重呼吸系统感染、急性呼吸道阻塞病变、重度或持续性哮喘、各种原因引起的急性肺水肿、肺血管疾病、胸廓外伤或手术损伤、自发性气胸和急剧增加的胸腔积液等,导致肺通气和换气障碍。

2.神经系统疾病

急性颅内感染、颅脑外伤、脑血管病变等直接或间接抑制呼吸中枢。

3.神经-肌肉传导系统病变

脊髓灰质炎、重症肌无力、有机磷中毒及颈椎外伤等可损伤神经-肌肉传导系统,引起通气不足。

(二)临床表现

急性呼吸衰竭的临床表现主要是低氧血症所致的呼吸困难和多器官功能障碍。

1.呼吸困难

其是呼吸衰竭最早出现的症状。表现为呼吸节律、频率和幅度的改变。

2.发绀

发绀是缺氧的典型表现。当动脉血氧饱和度低于90%时,可在口唇、甲床等末梢部位出现紫蓝色称为发绀。血红蛋白增高和休克时易出现发绀,严重贫血者即使缺氧也无明显发绀。发绀还受皮肤色素及心功能的影响。

3.精神神经症状

急性缺氧可出现精神错乱、狂躁、抽搐、昏迷等症状。

4.循环系统表现

多数患者有心动过速;严重低氧血症、酸中毒可引起心肌损害,亦可引起周围循环衰竭、血压下降、心律失常、心搏骤停等。

5.消化和泌尿系统表现

严重缺氧损害肝、肾细胞,引起转氨酶、尿素氮升高;个别病例可出现蛋白尿和管型尿。因胃肠道黏膜屏障功能损伤,导致胃肠道黏膜充血、水肿、糜烂或应激性溃疡,引起上消化道出血。

(三)诊断

根据急性发病的病因及低氧血症的临床表现,急性呼吸衰竭的诊断不难做出,结合动脉血气分析可确诊。

(四)治疗

急性呼吸衰竭时,机体往往来不及代偿,故需紧急救治。

1.改善与维持通气

保证呼吸道通畅是最基本最重要的治疗措施。立即进行口对口人工呼吸,必要时建立人工呼吸道(气管插管或气管切开)。用手压式气囊做加压人工呼吸,将更利于发挥气体弥散的作用,延长氧分压在安全水平的时间,为进一步抢救赢得机会。

若患者有支气管痉挛,应立即由静脉给予支气管扩张药。

2.高浓度给氧

及时给予高浓度氧或纯氧,尽快缓解机体缺氧状况,保护重要器官是抢救成功的关键。但必须注意吸氧浓度和时间,以免造成氧中毒。一般吸入纯氧<5小时。

三、慢性呼吸衰竭

慢性呼吸衰竭是由慢性胸肺疾病引起呼吸功能障碍逐渐加重而发生的呼吸衰竭。由于机体的代偿适应,尚能从事较轻体力工作和日常活动者称代偿性慢性呼吸衰竭;当并发呼吸道感染、呼吸道痉挛等原因致呼吸功能急剧恶化,代偿丧失,出现严重缺氧和二氧化碳潴留及代谢紊乱者称失代偿性慢性呼吸衰竭。以Ⅱ型呼吸衰竭最常见。

(一)病因

以COPD最常见,其次为重症哮喘发作、弥漫性肺纤维化、严重肺结核、尘肺、广泛胸膜粘连、胸廓畸形等。呼吸道感染常是导致失代偿性慢性呼吸衰竭的直接诱因。

(二)临床表现

除原发病的相应症状外,主要是由缺氧和二氧化碳潴留引起的多器官功能紊乱。慢性呼吸衰竭的临床表现与急性呼吸衰竭大致相似,但在以下几方面有所不同。

1.呼吸困难

COPD所致的呼吸衰竭,病情较轻时表现为呼吸费力伴呼气延长,严重时呈浅快呼吸。若并发二氧化碳潴留,$PaCO_2$显著升高或升高过快,可出现二氧化碳麻醉,患者由深而慢的呼吸转为浅快呼吸或潮式呼吸。

2.精神神经症状

慢性呼吸衰竭伴二氧化碳潴留时,随着$PaCO_2$的升高,可表现为先兴奋后抑制。抑制之前的兴奋症状有烦躁、躁动、夜间失眠而白天嗜睡(睡眠倒错)等,抑制症状有神志淡漠、注意力不集中、定向力障碍、昏睡甚至昏迷,亦可出现腱反射减弱或消失、锥体束征阳性等,称为肺性脑病。

3.循环系统表现

二氧化碳潴留使外周体表静脉充盈、皮肤充血、温暖多汗、血压升高、心排血量增多而致脉搏洪大,多数患者有心率加快,因脑血管扩张产生搏动性头痛。

(三)诊断

根据患者有慢性肺疾病或其他导致呼吸功能障碍的疾病史,新近有呼吸道感染,有缺氧、二氧化碳潴留的临床表现,结合动脉血气分析可做出诊断。

(四)治疗

治疗原则是畅通呼吸道、纠正缺氧、增加通气量、纠正酸碱失衡及电解质紊乱和去除诱因。

1.保证呼吸道通畅

呼吸道通畅是纠正呼吸衰竭的首要措施。应鼓励患者咳嗽,对无力咳嗽、咳痰或意识障碍的患者要加强翻身拍背和体位引流,昏迷患者可采用多孔导管通过口腔、鼻腔、咽喉部,将分泌物或胃内反流物吸出。痰液黏稠不易咳出者,可采用雾化吸入稀释痰液;对呼吸道痉挛者可给予支气管解痉药,必要时建立人工呼吸道,并采用机械通气辅助呼吸。

2.氧疗

常用鼻塞或鼻导管吸氧,Ⅱ型呼吸衰竭应给予低流量(1～2 L/min)低浓度(25％～33％)持续吸氧。因Ⅱ型呼吸衰竭时,呼吸中枢对高二氧化碳的反应性差,呼吸的维持主要靠缺氧的刺激,若给予高浓度吸氧,可消除缺氧对呼吸的驱动作用,而使通气量迅速降低,二氧化碳分压更加升高,患者很快进入昏迷。Ⅰ型呼吸衰竭时吸氧浓度可较高(35％～45％),宜用面罩吸氧。应防止高浓度(＞60％)长时间(＞24 小时)吸氧引起氧中毒。

3.增加通气量

减少二氧化碳潴留,二氧化碳潴留主要是由于肺泡通气不足引起的,只有增加肺泡通气量才能有效地排出二氧化碳。目前临床上常通过应用呼吸兴奋药和机械通气来改善肺泡通气功能。

(1)合理应用呼吸兴奋药可刺激呼吸中枢或周围化学感受器,增加呼吸频率和潮气量,使通气改善,还可改善神志,提高咳嗽反射,有利于排痰。常用尼可刹米 1.875～3.75 g 加入 5％葡萄糖液 500 mL 中静脉滴注,但应注意供氧,以弥补其氧耗增多的弊端。氨茶碱、地高辛可增强膈肌收缩而增加通气量,可配合应用。必要时还可选用纳洛酮以促醒。

(2)机械通气的目的在于提供维持患者代谢所需要的肺泡通气;提供高浓度的氧气以纠正低氧血症,改善组织缺氧;代替过度疲劳的呼吸肌完成呼吸作用,减轻心肺负担,缓解呼吸困难症状。对于神志尚清,能配合的呼吸衰竭患者,可采用无创性机械通气,如做鼻或口鼻面罩呼吸机机械通气;对于病情危重神志不清或呼吸道有大量分泌物者,应建立人工呼吸道,如气管插管气管切开安装多功能呼吸机机械通气。机械通气为正压送气,操作时各项参数(潮气量、呼吸频率、吸呼比、氧浓度等)应适中,以免出现并发症。

4.抗感染

慢性呼吸衰竭急性加重的常见诱因是感染,一些非感染因素诱发的呼吸衰竭也容易继发感染。因此,抗感染治疗是慢性呼吸衰竭治疗的重要环节之一,应注意根据病原学检查及药物敏感试验合理应用抗生素。

5.纠正酸碱平衡失调

慢性呼吸衰竭常有二氧化碳潴留,导致呼吸性酸中毒。呼吸性酸中毒的发生多为慢性过程,机体常常以增加碱储备来代偿。因此,在纠正呼吸性酸中毒的同时,要注意纠正潜在的代谢性碱中毒,可给予盐酸精氨酸和补充钾盐。

6.营养支持

呼吸衰竭患者由于呼吸功能增加、发热等因素,导致能量消耗上升,机体处于负代谢,长时间会降低免疫功能,感染不易控制,呼吸肌易疲劳。故可给予患者高蛋白、高脂肪和低糖,以及多种维生素和微量元素的饮食,必要时静脉滴注脂肪乳。

7.病因治疗

病因治疗是治疗呼吸衰竭的根本所在。在解决呼吸衰竭本身造成的危害的前提下,应针对不同病因采取适当的治疗措施。

(五)转诊

1.转诊指征

呼吸衰竭一旦确诊,应立即转上一级医院诊治。

2.转诊注意事项

转诊前需给予吸氧、吸痰、强心、应用呼吸兴奋药等。

(六)健康指导

缓解期鼓励患者进行耐寒锻炼和呼吸功能锻炼,以增强体质及抗病能力;注意保暖,避免受凉及呼吸道感染,若出现感染症状,应及时治疗;注意休息,掌握合理的家庭氧疗;加强营养,增加抵抗力,减少呼吸道感染的机会。

四、护理评估

(一)致病因素

引起呼吸衰竭的病因很多,凡参与肺通气和换气的任何一个环节的严重病变都可导致呼吸衰竭。

1.呼吸系统疾病

常见于 COPD、重症哮喘、肺炎、严重肺结核、弥散性肺纤维化、肺水肿、严重气胸、大量胸腔积液、硅沉着病、胸廓畸形等。

2.神经肌肉疾病

如脑血管疾病、颅脑外伤、脑炎、镇静催眠药中毒、多发性神经炎、脊髓颈段或高位胸段损伤、重症肌无力等。

上述病因可引起肺泡通气量不足、氧弥散障碍、通气/血流比例失调,导致缺氧或合并二氧化碳潴留而发生呼吸衰竭。

(二)身体状况

呼吸衰竭除原发疾病症状、体征外,主要为缺氧、二氧化碳潴留所致的呼吸困难和多脏器功能障碍。

1.呼吸困难

呼吸困难是最早、最突出的表现。主要为呼吸频率增快,病情严重时辅助呼吸肌活动增加,出现"三凹征"。若并发二氧化碳潴留,$PaCO_2$ 升高过快或显著升高时,患者可由呼吸过快转为浅慢呼吸或潮式呼吸。

2.发绀

发绀是缺氧的典型表现,可见口唇、指甲和舌发绀。严重贫血患者由于红细胞和血红蛋白减少,还原型血红蛋白的含量减低可不出现发绀。

3.精神神经症状

主要是缺氧和二氧化碳潴留的表现。早期轻度缺氧可表现为注意力分散,定向力减退;缺氧程度加重,出现烦躁不安、神志恍惚、嗜睡、昏迷。轻度二氧化碳潴留,表现为兴奋症状,即失眠、躁动、夜间失眠而白天嗜睡;重度二氧化碳潴留可抑制中枢神经系统导致肺性脑病,表现为神志淡漠、间歇抽搐、肌肉震颤、昏睡,甚至昏迷等二氧化碳麻醉现象。

4.循环系统表现

二氧化碳潴留使外周体表静脉充盈、皮肤充血、温暖多汗、血压升高、心排血量增多而致脉搏洪大;多数患者有心率加快;因脑血管扩张产生搏动性头痛。

5.其他

可表现为上消化道出血、谷丙转氨酶升高、蛋白尿、血尿、氮质血症等。

(三)心理-社会状况

患者常因躯体不适、气管插管或气管切开、各种监测及治疗仪器的使用等感到焦虑或恐惧。

(四)实验室及其他检查

1.动脉血气分析

$PaO_2 < 8.0$ kPa(60 mmHg),伴或不伴 $PaCO_2 > 6.7$ kPa(50 mmHg),为最重要的指标,可作为呼吸衰竭的诊断依据。

2.血 pH 及电解质测定

呼吸性酸中毒合并代谢性酸中毒时,血 pH 明显降低常伴有高钾血症。呼吸性酸中毒合并代谢性碱中毒时,常有低钾和低氯血症。

3.影像学检查

胸部 X 线检查、肺 CT 和放射性核素肺通气/灌注扫描等,可协助分析呼吸衰竭的原因。

五、护理诊断及医护合作性问题

(1)气体交换受损:与通气不足、通气/血流失调和弥散障碍有关。

(2)清理呼吸道无效:与分泌物增加、意识障碍、人工气道、呼吸肌功能障碍有关。

(3)焦虑:与呼吸困难、气管插管、病情严重、失去个人控制及对预后的不确定有关。

(4)营养失调,低于机体需要量:与食欲缺乏、呼吸困难、人工气道及机体消耗增加有关。

(5)有受伤的危险:与意识障碍、气管插管及机械呼吸有关。

(6)潜在并发症:感染、窒息等。

(7)缺乏呼吸衰竭的防治知识。

六、护理措施

(一)病情观察

重症患者需持续心电监护,密切观察患者的意识状态、呼吸频率、呼吸节律和深度、血压、心率和心律。观察排痰是否通畅、有无发绀、球结膜水肿、肺部异常呼吸音及啰音;监测动脉血气分析、电解质检查结果、机械通气情况等;若患者出现神志淡漠、烦躁、抽搐时,提示有肺性脑病的发生,应及时通知医师进行处理。

(二)生活护理

1.休息与体位

急性发作时,安排患者在重症监护病室,绝对卧床休息;协助和指导患者取半卧位或坐位,指导、教会病情稳定的患者缩唇呼吸。

2.合理饮食

给予高热量、高蛋白、富含维生素、低糖类、易消化、少刺激性的食物;昏迷患者常规给予鼻饲或肠外营养。

(三)氧疗的护理

1.氧疗的意义和原则

氧疗能提高动脉血氧分压,纠正缺氧,减轻组织损伤,恢复脏器功能。临床上根据患者病情和血气分析结果采取不同的给氧方法和给氧浓度。原则是在畅通气道的前提下,Ⅰ型呼吸衰竭的患者可短时间内间歇给予高浓度(>35%)或高流量(4~6 L/min)吸氧;Ⅱ型呼吸衰竭的患者应给予低浓度(<35%)、低流量(1~2 L/min)鼻导管持续吸氧,使 PaO_2 控制在 8.0 kPa(60 mmHg)或 SaO_2 在90%以上,以防因缺氧完全纠正,使外周化学感受器失去低氧血症的刺激而导致呼吸抑制,加重缺氧和二氧化碳潴留。

2.吸氧方法

有鼻导管、鼻塞、面罩、气管内和呼吸机给氧。临床常用、简便的方法是鼻导管、鼻塞法吸氧,其优点为简单、方便,不影响患者进食、咳嗽。缺点为氧浓度不恒定,易受患者呼吸影响,高流量对局部黏膜有刺激,氧流量不能大于 7 L/min。吸氧过程中应注意保持吸入氧气的湿化,输送氧气的面罩、导管、气管应定期更换消毒,防止交叉感染。

3.疗效观察

若吸氧后呼吸困难缓解、发绀减轻、心率减慢、尿量增多、皮肤转暖、神志清醒,提示氧疗有效;若呼吸过缓或意识障碍加深,提示二氧化碳潴留加重。应根据动脉血气分析结果和患者的临床表现,以及时调整吸氧流量或浓度。若发绀消失、神志清楚、精神好转、PaO_2 > 8.0 kPa (60 mmHg)、$PaCO_2$ < 6.7 kPa (50 mmHg),可间断吸氧几日后,停止氧疗。

(四)药物治疗的护理

用药过程中密切观察药物的疗效和不良反应。使用呼吸兴奋药必须保持呼吸道通畅,脑缺氧、脑水肿未纠正而出现频繁抽搐者慎用;静脉滴注时速度不宜过快,如出现恶心、呕吐、烦躁、面色潮红、皮肤瘙痒等现象,需要减慢滴速。对烦躁不安、夜间失眠患者,禁用对呼吸有抑制作用的药物,如吗啡等,慎用镇静药,以防止引起呼吸抑制。

(五)心理护理

呼吸衰竭的患者常对病情和预后有顾虑、心情忧郁、对治疗丧失信心,应多了解和关心患者的心理状况,特别是对建立人工气道和使用机械通气的患者,应经常巡视,让患者说出或写出引起或加剧焦虑的因素,针对性解决。

(六)健康指导

1.疾病知识指导

向患者及家属讲解疾病的发病机制、发展和转归。告诉患者及家属慢性呼吸衰竭患者度过危重期后,关键是预防和及时处理呼吸道感染等诱因,以减少急性发作,尽可能延缓肺功能恶化的进程。

2.生活指导

从饮食、呼吸功能锻炼、运动、避免呼吸道感染、家庭氧疗等方面进行指导。

3.病情监测指导

指导患者及家属学会识别病情变化,如出现咳嗽加剧、痰液增多、色变黄、呼吸困难、神志改变等,应及早就医。

第三节 支气管肺炎

一、概述

肺炎是指终末气道、肺泡和肺间质的炎症,可由病原微生物、理化因素、免疫损伤、过敏及药物所致。细菌性肺炎是最常见的肺炎。也是最常见的感染性疾病之一。尽管新的强效抗生素不断投入应用,但其发病率和病死率仍很高,其原因可能有社会人口老龄化、吸烟人群的低龄化、伴有基础疾病、免疫功能低下,加之病原体变迁、医院获得性肺炎发病率增加、病原学诊断困难、抗生素的不合理使用导致细菌耐药性增加和部分人群贫困化加剧等因素有关。

(一)分类

肺炎可按解剖、病因或患病环境加以分类。

1.解剖分类

(1)大叶性(肺泡性)肺炎：为肺实质炎症，通常并不累及支气管。病原体先在肺泡引起炎症，经肺泡间孔向其他肺泡扩散，导致部分或整个肺段、肺叶发生炎症改变。致病菌多为肺炎链球菌。

(2)小叶性(支气管)肺炎：指病原体经支气管入侵，引起细支气管、终末细支气管和肺泡的炎症。病原体有肺炎链球菌、葡萄球菌、病毒、肺炎支原体及军团菌等。常继发于其他疾病，如支气管炎、支气管扩张、上呼吸道病毒感染及长期卧床的危重患者。

(3)间质性肺炎：以肺间质炎症为主，病变累及支气管壁及其周围组织，有肺泡壁增生及间质水肿。可由细菌、支原体、衣原体、病毒或肺孢子菌等引起。

2.病因分类

(1)细菌性肺炎：肺炎链球菌、金黄色葡萄球菌、甲型溶血性链球菌、肺炎克雷伯杆菌、流感嗜血杆菌、铜绿假单胞菌、棒状杆菌、梭形杆菌等引起的肺炎。

(2)非典型病原体所致肺炎：支原体、军团菌和衣原体等。

(3)病毒性肺炎：冠状病毒、腺病毒、呼吸道合胞病毒、流感病毒、麻疹病毒、巨细胞病毒、单纯疱疹病毒等。

(4)真菌性肺炎：白念珠菌、曲霉、放线菌等。

(5)其他病原体所致的肺炎：立克次体(如 Q 热立克次体)、弓形虫(如鼠弓形虫)、寄生虫(如肺包虫、肺吸虫、肺血吸虫)等。

(6)理化因素所致的肺炎：放射性损伤引起的放射性肺炎、胃酸吸入、药物等引起的化学性肺炎等。

3.患病环境分类

由于病原学检查阳性率低，培养结果滞后，病因分类在临床上应用较为困难，目前多按肺炎的获得环境分成两类，有利于指导经验治疗。

(1)社区获得性肺炎(community acquired pneumonia，CAP)是指在医院外罹患的感染性肺实质炎症，也称院外肺炎，包括具有明确潜伏期的病原体感染而在入院后平均潜伏期内发病的肺炎。常见致病菌为肺炎链球菌、流感嗜血杆菌、卡他莫拉菌和非典型病原体。

（2）医院获得性肺炎（hospital acquired pneumonia，HAP）简称医院内肺炎，是指患者入院时既不存在、也不处于潜伏期，而于入院 48 小时后在医院（包括老年护理院、康复院等）内发生的肺炎，也包括出院后 48 小时内发生的肺炎。无感染高危因素患者的常见病原体依次为肺炎链球菌、流感嗜血杆菌、金黄色葡萄球菌、铜绿假单胞菌、大肠埃希菌、肺炎克雷伯杆菌等；有感染高危因素患者的常见病原体依次为金黄色葡萄球菌、铜绿假单胞菌、肠杆菌属、肺炎克雷伯杆菌等。

（二）病因及发病机制

正常的呼吸道免疫防御机制（支气管内黏液-纤毛运载系统、肺泡巨噬细胞防御的完整性等）使气管隆凸以下的呼吸道保持无菌。肺炎的发生主要由病原体和宿主两个因素决定。如果病原体数量多、毒力强和/或宿主呼吸道局部和全身免疫防御系统损害，即可发生肺炎。病原体可通过空气吸入、血行播散、邻近感染部位蔓延、上呼吸道定植菌的误吸引起社区获得性肺炎。医院获得性肺炎还可通过误吸胃肠道的定植菌（胃食管反流）和通过人工气道吸入环境中的致病菌引起。

二、肺炎链球菌肺炎

肺炎链球菌肺炎或称肺炎球菌肺炎，是由肺炎链球菌或称肺炎球菌所引起的肺炎，约占社区获得性肺炎的半数以上。通常急骤起病，以高热、寒战、咳嗽、血痰及胸痛为特征。X 线胸片呈肺段或肺叶急性炎性实变，近年来因抗菌药物的广泛使用，致使本病的起病方式、症状及 X 线改变均不典型。

肺炎链球菌为革兰氏染色阳性球菌，多成双排列或短链排列。有荚膜，其毒力大小与荚膜中的多糖结构及含量有关。根据荚膜多糖的抗原特性，肺炎链球菌可分为 86 个血清型。成人致病菌多属 1～9 及 12 型，以第 3 型毒力最强，儿童则多为 6、14、19 及 23 型。肺炎链球菌在干燥痰中能存活数月，但阳光直射 1 小时，或加热至 52 ℃ 10 分钟即可杀灭，对石炭酸等消毒剂亦甚敏感。机体免疫功能正常时，肺炎链球菌是寄居在口腔及鼻咽部的一种正常菌群，其带菌率常随年龄、季节及免疫状态的变化而有差异。机体免疫功能受损时，有毒力的肺炎链球菌入侵人体而致病。肺炎链球菌除引起肺炎外，少数可发生菌血症或感染性休克，老年人及婴幼儿的病情尤为严重。

本病以冬季与初春多见，常与呼吸道病毒感染相伴行。患者常为原先健康的青壮年或老年与婴幼儿，男性较多见。吸烟者、痴呆者、慢性支气管炎、支气管扩张、充血性心力衰竭、慢性病患者及免疫抑制宿主均易受肺炎链球菌侵袭。肺炎链球菌不产生毒素,不引起原发性组织坏死或形成空洞。其致病力是由于有高分子多糖体的荚膜对组织的侵袭作用,首先引起肺泡壁水肿,出现白细胞与红细胞渗出,含菌的渗出液经肺泡间孔向肺的中央部分扩展,甚至累及几个肺段或整个肺叶,因病变开始于肺的外周,故叶间分界清楚,易累及胸膜,引起渗出性胸膜炎。

病理改变有充血期、红肝变期、灰肝变期及消散期。表现为肺组织充血水肿,肺泡内浆液渗出及红、白细胞浸润,白细胞吞噬细菌,继而纤维蛋白渗出物溶解、吸收、肺泡重新充气。在肝变期病理阶段实际上并无确切分界,经早期应用抗菌药物治疗,此种典型的病理分期已很少见。病变消散后肺组织结构多无损坏,不留纤维瘢痕。极个别患者肺泡内纤维蛋白吸收不完全,甚至有成纤维细胞形成,形成机化性肺炎。老年人及婴幼儿感染可沿支气管分布(支气管肺炎)。若未及时使用抗菌药物,5%～10%的患者可并发脓胸,10%～20%的患者因细菌经淋巴管、胸导管进入血循环,可引起脑膜炎、心包炎、心内膜炎、关节炎和中耳炎等肺外感染。

(一)护理评估

1.健康史

肺炎的发生与细菌的侵入和机体防御能力的下降有关。吸入口咽部的分泌物或空气中的细菌、周围组织感染的直接蔓延、菌血症等均可成为细菌入侵的途径;吸烟、酗酒、年老体弱、长期卧床、意识不清、吞咽和咳嗽反射障碍、慢性或重症患者、长期使用糖皮质激素或免疫抑制剂、接受机械通气及大手术者均可因机体防御机制降低而继发肺炎。注意询问患者起病前是否存在机体抵抗力下降、呼吸道防御功能受损的因素,了解患者既往的健康状况。

2.身体状况

发病前常有受凉、淋雨、疲劳、醉酒、病毒感染史,多有上呼吸道感染的前驱症状。

(1)主要症状:起病多急骤,高热、寒战、全身肌肉酸痛,体温通常在数小时内升至 39～40 ℃,高峰在下午或傍晚,或呈稽留热,脉率随之增速。可有患侧胸部疼痛,放射到肩部或腹部,咳嗽或深呼吸时加剧。痰少,可带血或呈铁锈色,食欲锐减,偶有恶心、呕吐、腹痛或腹泻,易被误诊为急腹症。

(2)护理体检:患者呈急性病容,面颊绯红,鼻翼翕动,皮肤灼热、干燥,口角及鼻周有单纯疱疹;病变广泛时可出现发绀。有败血症者,可出现皮肤、黏膜出血点,巩膜黄染。早期肺部体征无明显异常,仅有胸廓呼吸运动幅度减小,叩诊稍浊,听诊可有呼吸音减低及胸膜摩擦音。肺实变时叩诊浊音、触觉语颤增强并可闻及支气管呼吸音。消散期可闻及湿啰音。心率增快,有时心律不齐。重症患者有肠胀气,上腹部压痛多与炎症累及膈胸膜有关。重症感染时可伴休克、急性呼吸窘迫综合征及神经精神症状,表现为神志模糊、烦躁、呼吸困难、嗜睡、谵妄、昏迷等。累及脑膜时有颈抵抗及出现病理性反射。

本病自然病程大致 1～2 周。发病 5～10 天,体温可自行骤降或逐渐消退;使用有效的抗菌药物后可使体温在 1～3 天内恢复正常。患者的其他症状与体征亦随之逐渐消失。

(3)并发症:肺炎链球菌肺炎的并发症近年来已很少见。严重败血症或毒血症患者易发生感染性休克,尤其是老年人。表现为血压降低、四肢厥冷、多汗、发绀、心动过速、心律失常等,而高热、胸痛、咳嗽等症状并不突出。其他并发症有胸膜炎、脓胸、心包炎、脑膜炎和关节炎等。

3.实验室及其他检查

(1)血常规检查:血白细胞计数(10～20)×10^9/L,中性粒细胞多在 80％以上,并有核左移,细胞内可见中毒颗粒。年老体弱、酗酒、免疫功能低下者的白细胞计数可不增高,但中性粒细胞的百分比仍增高。

(2)痰直接涂片作革兰氏染色及荚膜染色镜检:发现典型的革兰氏染色阳性、带荚膜的双球菌或链球菌,即可初步作出病原诊断。

(3)痰培养:24～48 小时可以确定病原体。痰标本送检应注意器皿洁净无菌,在抗菌药物应用之前漱口后采集,取深部咳出的脓性或铁锈色痰。

(4)聚合酶链反应(PCR)检测及荧光标记抗体检测:可提高病原学诊断率。

(5)血培养:10％～20％重症肺炎患者合并菌血症,故应做血培养。

(6)细菌培养:如合并胸腔积液,应积极抽取积液进行细菌培养。

(7)X 线检查:早期仅见肺纹理增粗,或受累的肺段、肺叶稍模糊。随着病情进展,肺泡内充满炎性渗出物,表现为大片炎症浸润阴影或实变影,在实变阴影中可见支气管充气征,肋膈角可有少量胸腔积液。在消散期,X 线显示炎性浸润逐渐吸收,可有片状区域吸收较快,呈现"假空洞"征,多数病例在起病 3～4 周后才完全消散。老年患者肺炎病灶消散较慢,容易出现吸收不完全而成为机化性肺炎。

4.心理-社会评估

肺炎起病多急骤,短期内病情严重,加之高热和全身中毒症状明显,患者及家属常深感不安。当出现严重并发症时,患者会表现出忧虑和恐惧。

(二)主要护理诊断及医护合作性问题

1.体温过高

与肺部感染有关。

2.气体交换受损

与肺部炎症、痰液黏稠等引起呼吸面积减少有关。

3.清理呼吸道无效

与胸痛、气管、支气管分泌物增多、黏稠及疲乏有关。

4.疼痛

胸痛与肺部炎症累及胸膜有关。

5.潜在并发症

感染性休克。

(三)护理目标

体温恢复正常范围;患者呼吸平稳,发绀消失;症状减轻呼吸道通畅;疼痛减轻,感染控制未发生休克。

(四)护理措施

1.一般护理

(1)休息与环境:保持室内空气清新,病室保持适宜的温、湿度,环境安静、清洁、舒适。限制患者活动,限制探视,避免因谈话过多影响体力。要集中安排治疗和护理活动,保证足够的休息,减少氧耗量,缓解头痛、肌肉酸痛、胸痛等症状。

(2)体位:协助或指导患者采取合适的体位。对有意识障碍患者,如病情允许可取半卧位,增加肺通气量;或侧卧位,以预防或减少分泌物吸入肺内。为促进肺扩张,每 2 小时变换体位 1 次,减少分泌物淤积在肺部而引起并发症。

(3)饮食与补充水分:给予高热量、高蛋白质、高维生素、易消化的流质或半流质饮食,以补充高热引起的营养物质消耗。宜少食多餐,避免压迫膈肌。若有明显麻痹性肠梗阻或胃扩张,应暂时禁食,遵医嘱给予胃肠减压,直至肠蠕动恢复。鼓励患者多饮水(1~2 L/d),来补充发热、出汗和呼吸急促所丢失的水分,并利于痰液排出。轻症者无须静脉补液,脱水严重者可遵医嘱补液,补液有利于加快毒素排泄和热量散发,尤其是食欲差或不能进食者。心脏病或老年人应注意补液速度,过快过多易导致急性肺水肿。

2.病情观察

监测患者神志、体温、呼吸、脉搏、血压和尿量,并做好记录。尤其应注意密切观察体温的变化。观察有无呼吸困难及发绀,以及时适宜给氧。重点观察儿童、老年人、久病体弱者的病情变化,注意是否伴有感染性休克的表现。观察痰液颜色、性状和量,如肺炎链球菌肺炎呈铁锈色,葡萄球菌肺炎呈粉红色乳状,厌氧菌感染者痰液多有恶臭等。

3.对症护理

(1)高热护理:寒战时注意保暖,以及时添加被褥,给予热水袋时防止烫伤。高热时采用温水擦浴、冰袋、冰帽等物理降温措施,以逐渐降温为宜,防止虚脱。患者大汗时,应及时协助擦汗和更换衣物,避免受凉。必要时遵医嘱使用退烧药。必要时遵医嘱静脉补液,补充因发热丢失的水分和盐,加快毒素排泄的热量散发。心脏病患者或老年人应注意补液速度,避免过快导致急性肺水肿。

(2)咳嗽、咳痰的护理:协助和鼓励患者有效咳嗽、排痰,以及时清除口腔和呼吸道内痰液、呕吐物。痰液黏稠不易咳出时,在病情允许情况下可扶患者坐起,给予拍背,协助咳痰,遵医嘱应用祛痰药及超声雾化吸入,稀释痰液,促进痰的排出。必要时吸痰,预防窒息。吸痰前,注意告知病情。

(3)气急发绀的护理:监测动脉血气分析值,给予吸氧,提高血氧饱和度,改善发绀,增加患者的舒适度。氧流量一般为每分钟 4~6 L,若为 COPD 患者,应给予低流量低浓度持续吸氧。注意观察患者呼吸频率、节律、深度等变化,皮肤色泽和意识状态有无改变,如果病情恶化,准备气管插管和呼吸机辅助通气。

(4)胸痛的护理:维持患者舒适的体位。患者胸痛时,常随呼吸、咳嗽加重,可采取患侧卧位,在咳嗽时可用枕头等物夹紧胸部,必要时用宽胶布固定胸廓,以降低胸廓活动度,减轻疼痛。疼痛剧烈者,遵医嘱应用镇痛、止咳药,缓解疼痛和改善肺通气,如口服可待因。此外可用物理止痛和中药止痛擦剂。物理止痛,如按摩、针灸、经皮肤电刺激止痛穴位或局部冷敷等,可降低疼痛的敏感性。中药经皮肤吸收,无创伤,且发挥药效快,对轻度疼痛效果好。中药止痛擦剂具有操作简便、安全,毒副作用小,无药物依赖现象等优点。

(5)其他:鼓励患者经常漱口,做好口腔护理。口唇疱疹者局部涂液状石蜡或抗病毒软膏,防止继发感染。烦躁不安、谵妄、失眠者酌情使用地西泮或水合氯醛,禁用抑制呼吸的镇静药。

4.感染性休克的护理

(1)观察休克的征象:密切观察生命体征、实验室检查和病情的变化。发现患者神志模糊、烦躁、发绀、四肢湿冷、脉搏细数、脉压变小、呼吸浅快、面色苍白、尿量减少(每小时少于 30 mL)等休克早期症状时,以及时报告医师,采取救治措施。

(2)环境与体位:应将感染性休克的患者安置在重症监护室,注意保暖和安全。取仰卧中凹位,抬高头胸部约20°,抬高下肢约30°,有利于呼吸和静脉回流,增加心排血量。尽量减少搬动。

(3)吸氧:应给高流量吸氧,维持动脉氧分压在8.0 kPa(60 mmHg)以上,改善缺氧状况。

(4)补充血容量:快速建立两条静脉通路,遵医嘱给予右旋糖苷或平衡液以维持有效血容量,降低血液的黏稠度,防止弥散性血管内凝血。随时监测患者一般情况、血压、尿量、尿比重、血细胞比容等;监测中心静脉压,作为调整补液速度的指标,中心静脉压 <0.49 kPa(5 cmH$_2$O)可放心输液,达到0.98 kPa(10 cmH$_2$O)应慎重。以中心静脉压不超过0.98 kPa(10 cmH$_2$O)、尿量每小时在30 mL以上为宜。补液不宜过多过快,以免引起心力衰竭和肺水肿。若血容量已补足而24小时尿量仍<400 mL、尿比重<1.018时,应及时报告医师,注意是否合并急性肾衰竭。

(5)纠正酸中毒:有明显酸中毒可静脉滴注5%的碳酸氢钠,因其配伍禁忌较多,宜单独输入。随时监测和纠正电解质和酸碱失衡等。

(6)应用血管活性药物的护理:遵医嘱在应用血管活性药物,如多巴胺、间羟胺(阿拉明)时,滴注过程中应注意防止液体溢出血管外,引起局部组织坏死和影响疗效。可应用输液泵单独静脉输入血管活性药物,根据血压随时调整滴速,维持收缩压在12.0~13.3 kPa(90~100 mmHg),保证重要器官的血液供应,改善微循环。

(7)对因治疗:应联合、足量应用强有力的广谱抗生素控制感染。

(8)病情转归观察:随时监测和评估患者意识、血压、脉搏、呼吸、体温、皮肤、黏膜、尿量的变化,判断病情转归。如患者神志逐渐清醒、皮肤及肢体变暖、脉搏有力、呼吸平稳规则、血压回升、尿量增多,预示病情已好转。

5.用药护理

遵医嘱及时使用有效抗感染药物,注意观察药物疗效及不良反应。

(1)抗菌药物治疗:一经诊断即应给予抗菌药物治疗,不必等待细菌培养结果。首选青霉素G,用药途径及剂量视病情轻重及有无并发症而定:对于成年轻症患者,可用240万U/d,分3次肌内注射,或用普鲁卡因青霉素每12小时肌内注射60万U。病情稍重者,宜用青霉素G 240万~480万U/d,分次静脉滴注,每6~8小时1次;重症及并发脑膜炎者,可增至1 000万~3 000万U/d,分4次静脉滴注。对青霉素过敏者或耐青霉素或多重耐药菌株感染者,可用呼吸氟喹诺酮类、头孢噻肟或头孢曲松等药物,多重耐药菌株感染者可用万古霉素、替考拉宁等。药物治疗48～72 小时后应对病情进行评价,治疗有效表现为体温下降、症状改善、白细胞计数逐渐降低或恢复正常等。如用药 72 小时后病情仍无改善,需及时报告医师并作相应处理。

(2)支持疗法:患者应卧床休息,注意补充足够蛋白质、热量及维生素。密切监测病情变化,注意防止休克。剧烈胸痛者,可酌情用少量镇痛药,如可待因 15 mg。不用阿司匹林或其他解热药,以免过度出汗、脱水及干扰真实热型,导致临床判断错误。鼓励饮水每天 1～2 L,轻症患者不需常规静脉输液,确有失水者可输液,保持尿比重在 1.020 以下,血清钠保持在 145 mmol/L 以下。中等或重症患者[PaO_2 <8.0 kPa(60 mmHg)或有发绀]应给氧。若有明显麻痹性肠梗阻或胃扩张,应暂时禁食、禁饮和胃肠减压,直至肠蠕动恢复。烦躁不安、谵妄、失眠者酌用地西泮 5 mg 或水合氯醛 1～1.5 g,禁用抑制呼吸的镇静药。

(3)并发症的处理:经抗菌药物治疗后,高热常在 24 小时内消退,或数天内逐渐下降。若体温降而复升或 3 天后仍不降者,应考虑肺炎链球菌的肺外感染,如脓胸、心包炎或关节炎等。持续发热的其他原因尚有耐青霉素的肺炎链球菌(PRSP)或混合细菌感染、药物热或并存其他疾病。肿瘤或异物阻塞支气管时,经治疗后肺炎虽可消散,但阻塞因素未除,肺炎可再次出现。约 10%～20%肺炎链球菌肺炎伴发胸腔积液者,应酌情取胸液检查及培养以确定其性质。若治疗不当,约 5%并发脓胸,应积极排脓引流。

6.心理护理

患病前健康状态良好的患者会因突然患病而焦虑不安;病情严重或患有慢性基础疾病的患者则可能出现消极、悲观和恐慌的心理反应。要耐心给患者讲解疾病的有关知识,解释各种症状和不适的原因,讲解各项诊疗、护理操作目的、操作程序和配合要点,使患者清楚大部分肺炎治疗、预后良好。询问和关心患者的需要,鼓励患者说出内心感受,与患者进行有效的沟通。帮助患者祛除不良心理反应,树立治愈疾病的信心。

7.健康指导

(1)疾病知识指导:让患者及家属了解肺炎的病因和诱因,有皮肤疖、痈、伤口感染、毛囊炎、蜂窝织炎时应及时治疗。避免受凉、淋雨、酗酒和过度疲劳,特别是年老体弱和免疫功能低下者,如糖尿病、慢性肺病、慢性肝病、血液病、营养不良、艾滋病等。天气变化时随时增减衣服,预防上呼吸道感染。可注射流感或肺炎免疫疫苗,使之产生免疫力。

(2)生活指导:劝导患者要注意休息,劳逸结合,生活有规律。保证摄取足够的营养物质,适当参加体育锻炼,增强机体抗病能力。对有意识障碍、慢性病、长期卧床者,应教会家属注意帮助患者经常改变体位、翻身、拍背,协助并鼓励患者咳出痰液,有感染征象时及时就诊。

(3)出院指导:出院后需继续用药者,应指导患者遵医嘱按时服药,向患者介绍所服药物的疗效、用法、疗程、不良反应,不能自行停药或减量。教会患者观察疾病复发症状,如出现发热、咳嗽、呼吸困难等不适表现时,应及时就诊。告知患者随诊的时间及需要准备的有关资料,如 X 线胸片等。

(五)护理评价

患者体温恢复正常;能进行有效咳嗽,痰容易咳出,显示咳嗽次数减少或消失,痰量减少;休克发生时及时发现并给予处理。

三、其他类型肺炎

(一)葡萄球菌肺炎评估

葡萄球菌肺炎是由葡萄球菌引起的急性肺部化脓性炎症。葡萄球菌的致病物质主要是毒素与酶,具有溶血、坏死、杀白细胞和致血管痉挛等作用。其致病力可用血浆凝固酶来测定,阳性者致病力较强,是化脓性感染的主要原因。但其他凝固酶阴性的葡萄球菌亦可引起感染。随着医院内感染的增多,由凝固酶阴性葡萄球菌引起的肺炎也不断增多。

医院获得性肺炎中,葡萄球菌感染占 $11\%\sim25\%$。常发生于有糖尿病、血液病、艾滋病、肝病或慢性阻塞性肺疾病等原有基础疾病者。若治疗不及时或不当,病死率甚高。

1.临床表现

起病多急骤,寒战、高热,体温高达 $39\sim40$ ℃,胸痛,咳大量脓性痰,带血丝或呈脓血状。全身肌肉和关节酸痛,精神萎靡,病情严重者可出现周围循环衰竭。院内感染者常起病隐袭,体温逐渐上升,咳少量脓痰。老年人症状可不明显。

早期可无体征,晚期可有双肺散在湿啰音。病变较大或融合时可出现肺实变体征。但体征与严重的中毒症状和呼吸道症状不平行。

2.实验室及其他检查

(1)血常规:白细胞计数及中性粒细胞显著增加,核左移,有中毒颗粒。

(2)细菌学检查:痰涂片可见大量葡萄球菌和脓细胞,血、痰培养多为阳性。

(3)X线检查:胸部X线显示短期内迅速多变的特征,肺段或肺叶实变,可形成空洞,或呈小叶状浸润,可有单个或多个液气囊腔,2～4周后完全消失,偶可遗留少许条索状阴影或肺纹理增多等。

3.治疗要点

为早期清除原发病灶,强有力的抗感染治疗,加强支持疗法,预防并发症。通常首选耐青霉素酶的半合成青霉素或头孢菌素,如苯唑西林、头孢呋辛等。对甲氧西林耐药株(MRSA)可用万古霉素、替考拉宁等治疗。疗程2～3周,有并发症者需4～6周。

(二)肺炎支原体肺炎评估

肺炎支原体肺炎是由肺炎支原体引起的呼吸道和肺部的急性炎症。常同时有咽炎、支气管炎和肺炎。肺炎支原体是介于细菌和病毒之间,兼性厌氧、能独立生活的最小微生物。健康人吸入患者咳嗽、打喷嚏时喷出的口鼻分泌物可感染,即通过呼吸道传播。病原体通常吸附宿主呼吸道纤毛上皮细胞表面,不侵入肺实质,抑制纤毛活动和破坏上皮细胞。其致病性可能与患者对病原体及其代谢产物的变态反应有关。

支原体肺炎约占非细菌性肺炎的1/3以上,或各种原因引起的肺炎的10%。以秋冬季发病较多,可散发或小流行,患者以儿童和青年人居多,婴儿间质性肺炎亦应考虑本病的可能。

1.临床表现

通常起病缓慢,潜伏期2～3周,症状主要为乏力、咽痛、头痛、咳嗽、发热、食欲缺乏、肌肉酸痛等。多为刺激性咳嗽,咳少量黏液痰,发热可持续2～3周,体温恢复正常后可仍有咳嗽。偶伴有胸骨后疼痛。

可见咽部充血、颈部淋巴结肿大等体征。肺部可无明显体征,与肺部病变的严重程度不相称。

2.实验室及其他检查

(1)血常规:血白细胞计数正常或略增高,以中性粒细胞为主。

(2)免疫学检查:起病2周后,约2/3的患者冷凝集试验阳性,滴度效价大于1∶32,尤以滴度逐渐升高更有价值。约半数患者对链球菌MG凝集试验阳性。还可评估肺炎支原体直接检测、支原体IgM抗体、免疫印迹法和聚合酶链反应等检查结果。

(3)X线检查:肺部可呈多种形态的浸润影,呈节段性分布,以肺下野为多见,有的从肺门附近向外伸展。3～4 周后病变可自行消失。

3.治疗要点

肺炎支原体肺炎首选大环内酯类抗生素,如红霉素。疗程一般为 2～3 周。

(三)病毒性肺炎评估

病毒性肺炎评估是由上呼吸道病毒感染,向下蔓延所致的肺部炎症。常见病毒为甲型流感病毒、乙型流感病毒、腺病毒、副流感病毒、呼吸道合胞病毒和冠状病毒等。患者可同时受一种以上病毒感染,气道防御功能降低,常继发细菌感染。病毒性肺炎为吸入性感染,常有气管-支气管炎。呼吸道病毒通过飞沫与直接接触而迅速传播,可暴发或散发流行。

病毒性肺炎约占需住院的社区获得性肺炎的 8%,大多发生于冬春季节。密切接触的人群或有心肺疾病者、老年人等易受感染。

1.临床表现

一般临床症状较轻,与支原体肺炎症状相似。起病较急,发热、头痛、全身酸痛、乏力等较突出。有咳嗽、少痰或白色黏液痰、咽痛等症状。老年人或免疫功能受损的重症患者,可表现为呼吸困难、发绀、嗜睡、精神萎靡,甚至并发休克、心力衰竭和呼吸衰竭,严重者可发生急性呼吸窘迫综合征。

本病常无显著的胸部体征,病情严重者有呼吸浅速、心率增快、发绀、肺部干湿性啰音。

2.实验室及其他检查

(1)血常规:白细胞计数正常、略增高或偏低。

(2)病原体检查:呼吸道分泌物中细胞核内的包涵体可提示病毒感染,但并非一定来自肺部。需进一步评估下呼吸道分泌物或肺活检标本培养是否分离出病毒。

(3)X 线检查:可见肺纹理增多,小片状或广泛浸润。病情严重者,显示双肺呈弥漫性结节浸润,而大叶实变及胸腔积液者不多见。

3.治疗要点

病毒性肺炎以对症治疗为主,板蓝根、黄芪、金银花、连翘等中药有一定的抗病毒作用。对某些重症病毒性肺炎应采用抗病毒药物,如选用利巴韦林(病毒唑)、阿昔洛韦(无环鸟苷)等。

(四)真菌性肺炎评估

肺部真菌感染是最常见的深部真菌病。真菌感染的发生是机体与真菌相互作用的结果,最终取决于真菌的致病性、机体的免疫状态及环境条件对机体与真菌之间关系的影响。广谱抗生素、糖皮质激素、细胞毒药物及免疫抑制剂的广泛使用,人类免疫缺陷病毒(HIV)感染和艾滋病增多使肺部真菌感染的机会增加。

真菌多在土壤中生长,孢子飞扬于空气中,极易被人体吸入而引起肺真菌感染(外源性),或使机体致敏。引起表现为支气管哮喘的过敏性肺泡炎。有些真菌为寄生菌,如念珠菌和放线菌,当机体免疫力降低时可引起感染。静脉营养疗法的中心静脉插管如留置时间过长。白色念珠菌能在高浓度葡萄糖中生长,引起念珠菌感染中毒症。空气中到处有曲霉属孢子,在秋冬及阴雨季节,储藏的谷草发热霉变时更多。若大量吸入可能引起急性气管-支气管炎或肺炎。

1.临床表现

真菌性肺炎多继发于长期应用抗生素、糖皮质激素、免疫抑制剂、细胞毒药物或因长期留置导管、插管等诱发,其症状和体征无特征性变化。

2.实验室及其他检查

(1)真菌培养:其形态学辨认有助于早期诊断。

(2)X线检查:可表现为支气管肺炎、大叶性肺炎、弥漫性小结节及肿块状阴影和空洞。

3.治疗要点

真菌性肺炎目前尚无理想的药物,两性霉素B对多数肺部真菌仍为有效药物,但由于其不良反应较多,使其应用受到限制。其他药物尚有氟胞嘧啶、米康唑、酮康唑、制霉菌素等也可选用。

(五)重症肺炎评估

目前重症肺炎还没有普遍认同的标准,各国诊断标准不一,但都注重肺部病变的范围、器官灌注和氧合状态。我国制定的重症肺炎标准如下。①意识障碍。②呼吸频率>30次/分。③$PaO_2 < 8.0$ kPa(60 mmHg)),$PO_2/FiO_2 < 300$,需行机械通气治疗。④血压<12.0/8.0 kPa(90/60 mmHg)。⑤胸片显示双侧或多肺叶受累,或入院48小时内病变扩大≥50%。⑥少尿:尿量每小时<20 mL,或每4小时<80 mL,或急性肾衰竭需要透析治疗。

第三章 心内科疾病护理

第一节 高 血 压

一、疾病概述

(一)概念和特点

高血压是一种常见病、多发病,是心脑血管病的重要病因和危险因素。根据病因常分为原发性高血压和继发性高血压,95％以上的高血压患者属于原发性高血压,通常将原发性高血压简称为高血压。原发性高血压是以血压升高为主要临床表现伴或不伴有多种心血管危险因素的综合征。

高血压的标准是根据临床及流行病学资料界定的,目前我国高血压定义为收缩压≥18.7 kPa(140 mmHg)和/或舒张压≥12.0 kPa(90 mmHg),根据血压升高水平,又进一步将高血压分为1~3级。

高血压在世界各国都是常见病,其患病率与工业化程度、地区和种族有关。根据我国4次大规模高血压患病率的人群抽样调查结果显示我国人群50年以来高血压患病率明显上升。2002年我国18岁以上成人高血压患病率为18.8％,按我国人口的数量和结构估算,目前我国约有2亿高血压患者,即每10个成年人中就有2个患高血压,约占全球高血压总人数的1/5。然而,我国高血压的总体情况是患病率高,知晓率、治疗率和控制率较低,其流行病学有2个显著特点,即从南方到北方高血压患病率递增,不同民族之间高血压患病率存在一些差异。

(二)相关病理生理

高血压的发病机制目前尚未形成统一认识,但其血流动力学特征主要是总

— 61 —

外周血管阻力相对或绝对增高,从这一点考虑,高血压的发病机制主要存在于 5 个环节,即交感神经系统活性亢进、肾性水、钠潴留、肾素-血管紧张素-醛固酮系统(RAAS)激活、细胞膜离子转运异常及胰岛素抵抗。

相关病理改变主要集中在对心、脑、肾、视网膜的变化。

1.心

左心室肥厚和扩张。

2.脑

脑血管缺血与变性、粥样硬化,形成微动脉瘤或闭塞性病变,从而引发脑出血、脑血栓、腔隙性脑梗死。

3.肾

肾小球纤维化、萎缩、肾动脉硬化,引起肾实质缺血和肾单位不断减少,导致肾衰竭。

4.视网膜

视网膜小动脉痉挛、硬化,甚至可能引起视网膜渗血和出血。

(三)主要病因与诱因

高血压的病因为多因素,主要包括遗传和环境因素两个方面,两者互为结果。

1.遗传因素

高血压具有明显的家庭聚集性,基因对血压的控制是肯定的,这些与高血压产生有关的基因被称为原发性高血压相关基因。在遗传表型上,不仅血压升高发生率体现遗传性,在血压高度、并发症发生及其他相关因素方面,如肥胖等也具有遗传性。

2.环境因素

(1)饮食:血压水平和高血压的患病率与钠盐平均摄入量显著相关,摄盐越多,血压水平和患病率越高。摄盐过多导致血压升高主要见于对盐敏感的人群。另外,膳食中充足的钾、钙、镁和优质蛋白质可防止血压升高,素食为主者血压常低于肉食者。长期饮咖啡、大量饮酒、饮食中缺钙、饱和脂肪酸过多,不饱和脂肪酸与饱和脂肪酸比值降低等均可引起血压升高。

(2)精神心理:社会因素包括职业、经济、劳动种类、文化程度、人际关系等,对血压的影响主要是通过精神和心理因素作用。因此脑力劳动者高血压发病率高于体力劳动者,从事精神紧张度高的职业和长期生活在噪声环境者高血压也较多。

3.其他因素

肥胖者高血压患病率是体重正常者 2～3 倍,超重是血压升高的重要独立危险因素。一般采用体质指数(BMI)来衡量肥胖程度,腰围反映向心性肥胖程度,血压与 BMI 呈显著正相关,腹型肥胖者容易发生高血压。服用避孕药的妇女血压升高发生率及程度与服用药物时间长短有关,但这种高血压一般较轻,且停药后可逆转。睡眠呼吸暂停低通气综合征的患者 50% 有高血压,且血压的高度与睡眠呼吸暂停低通气综合征的病程有关。

(四)临床表现

大多数起病缓慢、渐进,缺乏特殊的临床表现。血压随着季节、昼夜、情绪等因素有较大波动。

1.一般表现

(1)症状:头痛是最常见的症状,较常见的还有头晕、头胀、耳鸣、眼花、疲劳、注意力不集中、失眠等。这些症状在紧张或劳累后加重,典型的高血压头痛在血压下降后即可消失。

(2)体征:高血压的体征较少,血压升高时可闻及主动脉瓣区第二心音亢进及收缩期杂音。皮肤黏膜、四肢血压、周围血管搏动、血管杂音检查有助于继发性高血压的病因判断。

2.高血压急症和亚急症

高血压急症是指高血压患者在某些诱因作用下,血压急剧升高[一般超过 24.0/16.0 kPa(180/120 mmHg)],同时伴有进行性心、脑、肾等重要靶器官功能不全的表现。高血压急症的患者如不能及时降低血压,预后很差,常死于肾衰竭、脑卒中或心力衰竭。高血压亚急症是指血压显著升高但不伴靶器官损害,患者常有血压升高引起的症状。

(五)辅助检查

1.常规检查

尿常规、血糖、血脂、肾功能、血清电解质、心电图和 X 线胸片等检查,有助于发现相关危险因素和靶器官损害。必要时行超声心动图、眼底检查等。

2.特殊检查

为进一步了解患者血压节律和靶器官损害情况,可有选择地进行一些特殊检查。如 24 小时动态血压监测(ABPM),踝/臂血压比值,心率变异,颈动脉内膜中层厚度(IMT),动脉弹性功能测定,血浆肾素活性(PRA)等。

(六)治疗原则

1.治疗目标

高血压是一种以动脉血压持续升高为特征的进行性"心血管综合征",常伴有其他危险因素、靶器官损害或临床疾病,需要进行综合干预。常常采用药物治疗与非药物治疗,以及防治各种心血管病危险因素等相结合。因此,高血压的治疗目标是尽可能地降低心血管事件的发生率和病死率。

2.非药物治疗

(1)合理膳食:低盐饮食,限制钠盐摄入;限制乙醇摄入量。

(2)控制体重:BMI如超过24则需要限制热量摄入和增加体力活动。

(3)适宜运动:增加有氧运动。

(4)其他:定期测量血压,规范治疗,改善治疗依从性,尽可能实现降压达标,坚持长期平稳有效地控制血压。保持健康心态,减少精神压力,戒烟等。

治疗时根据年龄、病程、血压水平、心血管病危险因素、靶器官损害程度、血流动力学状态及并发症等来选择合适药物。

3.药物治疗

降压药物的选择一般应从一线药物、单一药物开始,疗效不佳时,才联合用药。若非血压较高,或高血压急症,降压时用药以小剂量开始,逐渐加量,使血压逐渐下降,老年患者更需如此。

(1)利尿剂:通过利钠排水、降低细胞外高血容量、减轻外周血管阻力发挥降压作用。作用较平稳、缓慢,持续时间相对较长,持续服药2~3周后作用达高峰,能增强其他降压的疗效,适用于轻、中度高血压。有噻嗪类、襻利尿剂和保钾利尿剂3类,以噻嗪类使用最多。

(2)β受体阻滞剂:通过抑制过度激活的交感神经活性、抑制心肌收缩力、减轻心率发挥降压作用。降压作用较迅速、强力,适用于不同严重程度的高血压,尤其是心率较快的中、青年患者或合并心绞痛的患者,对老年高血压疗效相对较差。Ⅱ、Ⅲ度心脏传导阻滞和哮喘患者禁用,慢性阻塞性肺病、运动员、周围血管病或糖耐量异常者慎用。有选择性(β_1)、非选择性(β_1和β_2)和兼有α受体阻滞3类,常用的有美托洛尔、阿替洛尔、比索洛尔、普萘洛尔等。

(3)钙离子通道阻滞剂:通过阻断血管平滑肌细胞上的钙离子通道,扩张血管降低血压。降压效果起效迅速,降压幅度相对较强,剂量和疗效呈正相关,除心力衰竭患者外较少有治疗禁忌证。分为二氢吡啶类和非二氢吡啶类,前者以硝苯地平为代表,后者有维拉帕米和地尔硫䓬。

(4)血管紧张素转换酶抑制剂:通过抑制血管紧张素转换酶阻断肾素血管紧张素系统,从而达到降压作用。降压起效缓慢,逐渐增强,在 3～4 周时达最大作用,限制摄入或联合使用利尿剂可使起效迅速和作用增强。常用的有卡托普利、依那普利、贝那普利等。

(5)血管紧张素 Ⅱ 受体阻滞剂:通过阻断血管紧张素 Ⅱ 受体发挥降压作用。起效缓慢,但持久而平稳,一般在 6～8 周达到最大作用,持续时间达 24 小时以上。常用的药物有氯沙坦、缬沙坦、厄贝沙坦、替米沙坦等。

(6)α 受体阻滞剂:不作为一般高血压的首选药,适用于高血压伴前列腺增生患者,也用于难治性高血压的治疗,如哌唑嗪等。

二、护理评估

(一)一般评估

1.生命体征

体温、脉搏、呼吸可正常,但血压测量值升高。必要时可测量立、卧位血压和四肢血压,监测 24 小时血压以判断血压节律变化情况。高血压诊断的主要依据是患者在静息状态下,坐位时上臂肱动脉部位血压的测量值。但必须是在未服用降压药的情况下,非同日 3 次测量血压,若收缩压≥18.7 kPa(140 mmHg)和/或舒张压≥12.0 kPa(90 mmHg)则诊断为高血压。患者既往有高血压史,目前正在使用降压药,血压虽然低于 18.7/12.0 kPa(140/90 mmHg),也诊断为高血压。

2.病史和病程

询问患者有无高血压、糖尿病、血脂异常、冠心病、脑卒中或肾脏病的家庭史;患高血压的时间,血压最高水平,是否接受过降压治疗及其疗效与不良反应;有无合并其他相关疾病;是否服用引起血压升高的药物,如口服避孕药、甘珀酸、麻黄碱滴鼻药、可卡因、类固醇等。

3.生活方式

膳食中脂肪、盐、酒摄入量,吸烟支数,体力活动量及体重变化等情况。

4.患者的主诉

约 1/5 患者无症状,常见的主诉有头痛、头晕、疲劳、心悸、耳鸣等症状,疲劳、激动或紧张、失眠时可加剧,休息后多可缓解。也可出现视力模糊、鼻出血等较重症状,患者主诉症状严重程度与血压水平有一定关联。有脏器受累的患者还会有胸闷、气短、心绞痛、多尿等主诉。

5.相关记录

身高、体重、腰围、臀围、饮食(摄盐量和饮酒量)、活动量、血压等记录结果。评估超重和肥胖最简便和常用的指标是 BMI 和腰围。BMI 反映全身肥胖程度,腰围反映中心型肥胖的程度。BMI 的计算公式为:BMI=体重(kg)/身高的平方(m²),成年人正常 BMI 为 $18.5\sim23.9$ kg/m²,超重者 BMI 为 $24\sim27.9$ kg/m²,肥胖者 BMI$\geqslant28$ kg/m²。成年人正常腰围 $<90/84$ cm(男/女),如腰围 $\geqslant90/85$ cm(男/女),提示需要控制体重。

(二)身体评估

1.头颈部

部分患者有甲亢突眼征,颈部可听诊到血管杂音提示颈部血管狭窄、不完全性阻塞或代偿性血流量增多、加快。

2.胸背部

结合 X 线检查结果综合考虑心界有无扩大,心脏听诊可在主动脉瓣区闻及第二心音亢进、收缩期杂音或收缩早期喀喇音。

3.腹部和腰背部

背部两侧肋脊角、上腹部脐两侧、腰部肋脊处有血管杂音,提示存在血管狭窄。肾动脉狭窄的血管杂音常向腹两侧传导,大多具有舒张期成分。

4.四肢和其他

观察有无神经纤维瘤性皮肤斑,库欣综合征时可有向心性肥胖、紫纹与多毛的现象,下肢可见凹陷性水肿,观察四肢动脉搏动情况。

(三)心理-社会评估

评估患者家庭情况、工作环境、文化程度及有无精神创伤史;患者在疾病治疗过程中的心理反应与需求,家庭及社会支持情况,引导患者正确配合疾病的治疗与护理。

(四)辅助检查结果评估

1.常规检查

有无血液生化(钾、空腹血糖、总胆固醇、甘油三酯、高密度脂蛋白胆固醇、低密度脂蛋白胆固醇和尿酸、肌酐)、全血细胞计数、血红蛋白和血细胞比容、尿蛋白、尿糖的异常;心电图检查有无异常;24 小时动脉血压监测检查血压情况及其节律变化。

2.推荐检查

超声心动图和颈动脉超声、餐后血糖、尿蛋白定量、眼底、胸部 X 线检查、脉搏波传导速度及踝臂血压指数等可帮助判断是否存在脏器受累。

3.选择检查项目

对怀疑继发性高血压患者可根据需要选择进行相应的脑功能、心功能和肾功能检查。

(五)血压水平分类和心血管风险分层评估

1.按血压水平分类

据血压升高水平,可将血压分为正常血压、正常高值、高血压(分为 1 级、2 级和 3 级)和单纯收缩期高血压(表 3-1)。

表 3-1　血压水平分类和定义

分类	收缩压(mmHg)		舒张压(mmHg)
正常血压	<120	和	<90
正常高值	120~139	和/或	89~90
高血压	≥140	和/或	≥90
1 级高血压(轻度)	140~159	和/或	90~99
2 级高血压(中度)	160~179	和/或	100~109
3 级高血压(重度)	≥180	和/或	≥110
单纯收缩期高血压	≥140	和	<90

2.心血管风险分层评估

虽然高血压及血压水平是影响心血管事件发生和预后的独立危险因素,但是并非唯一决定因素。大部分高血压患者还有血压升高以外的心血管危险因素。因此要准确确定降压治疗的时机和方案,实施危险因素的综合管理就应当对患者进行心血管风险的评估并分层。根据 2010 版中国高血压防治指南的分层方法,根据血压水平、心血管危险因素、靶器官损害、伴临床疾病,高血压患者的心血管风险分为低危、中危、高危和很高危 4 个层次(表 3-2)。

表 3-2　高血压患者心血管风险水平分层

其他危险因素和病史	1 级高血压	2 级高血压	3 级高血压
无	低危	中危	高危
1~2 个其他危险因素	中危	中危	很高危
≥3 个其他危险因素或靶器官损害	高危	高危	很高危
临床并发症或合并糖尿病	很高危	很高危	很高危

(六)常用药物疗效的评估

1.利尿剂

(1)准确记录患者出入量(尤其是24小时尿量):大量利尿可引起血容量过度降低,心排血量下降,血尿素氮增高。患者皮肤弹性减低,出现直立性低血压和少尿。

(2)血生化检查的结果:长期使用噻嗪类利尿剂有可能导致水、电解质紊乱,出现低钠、低氯和低钾血症。

2.β受体阻滞剂

(1)患者自觉症状:疲乏、肢体冷感、激动不安、胃肠不适等症状。

(2)心动过缓或传导阻滞:因药物可抑制心肌收缩力、减慢心率,引起心动过缓或传导阻滞。

(3)反跳现象:长期服用该药患者突然停药可发生反跳现象,即原有的症状加重或出现新的表现,较常见的有血压反跳性升高,伴头痛、焦虑等,称为撤药综合征。

(4)液体潴留:可表现为体重增加、凹陷性水肿。

3.钙离子通道阻滞剂

(1)监测心率和心律的变化:二氢吡啶类钙离子通道阻滞剂可反射性激活交感神经,导致心率增加,发生心动过速。而非二氢吡啶类钙离子通道阻滞剂具有抑制心脏收缩功能和传导功能,有导致传导阻滞的不良反应。

(2)其他体征:可引起面部潮红、脚踝部水肿、牙龈增生等。

4.血管紧张素转换酶抑制剂

(1)患者自觉症状:持续性干咳、头晕、皮疹、味觉障碍及血管神经性水肿等情况。

(2)高血钾:长期应用该类药物可能导致血钾升高,应定期监测血钾和血肌酐的水平。

(3)肾功能的损害:定期监测肾功能。

5.血管紧张素Ⅱ受体拮抗剂

(1)患者自觉症状:有无腹泻等症状。

(2)高血钾:长期应用该类药物可能导致血钾升高,应定期监测血钾和血肌酐的水平。

(3)肾功能的损害:定期监测肾功能。

6.α受体阻滞剂

直立性低血压:服用该类药物的患者可出现直立性晕厥现象,测量坐、立位血压是否差异过大。

三、主要护理诊断/问题

(一)疼痛

头痛:与血压升高有关。

(二)有受伤的危险

与头晕、视力模糊、意识改变或发生直立性低血压有关。

(三)营养失调

高于机体需要量:与摄入过多,缺少运动有关。

(四)焦虑

与血压控制不满意、已发生并发症有关。

(五)知识缺乏

缺乏疾病预防、保健知识和高血压用药知识。

(六)潜在并发症

1.高血压急症

与血压突然/显著升高并伴有靶器官损害有关。

2.电解质紊乱

与长期应用降压药有关。

四、护理措施

(一)控制体重

超重和肥胖是导致血压升高的重要原因之一,而以腹部脂肪堆积为典型特征的中心性肥胖还会进一步增加高血压等心血管与代谢性疾病的风险,适当控制体重,减少脂肪含量,可显著降低血压。最有效的减重措施是控制能量摄入和增加运动。减重的速度因人而异,通常以每周减重 0.5～1.0 kg 为宜。

(二)合理饮食

合理饮食是控制体重的重要手段。高血压患者饮食需遵循平衡膳食的原则,控制高热量食物的摄入,如高脂肪食物、含糖饮料和酒类等;适当控制碳水化合物的摄入;减少钠盐的摄入。

钠盐可显著升高血压,增加高血压发病的风险,而钾盐可对抗钠盐升高血压的作用。世界卫生组织推荐每天钠盐摄入量应少于 5 g。高血压患者应尽可能减少钠盐的摄入,增加食物中钾盐的含量。烹调高血压患者的食物尽可能减少用盐、味精和酱油等调味品,可使用定量的盐勺;少食或不食含钠盐高的各类加工食品,如咸菜、火腿和各类炒货等;增加蔬菜、水果的摄入量;肾功能良好者可使用含钾的烹调用盐。

(三)制订康复运动计划

合理的运动计划不但能控制体重,降低血压,还能改善糖代谢。在运动方面应采用有规律的、中等强度的有氧运动。建议每天体力活动 30 分钟左右,每周至少进行 3 次有氧锻炼,如步行、慢跑、骑车、游泳、跳舞和非比赛性划船等。运动强度指标为运动时最大心率达到(170-年龄),运动的强度、时间和频度以不出现不适反应为度。

典型的运动计划包括 3 个阶段:5~10 分钟的轻度热身活动;20~30 分钟的耐力活动或有氧运动;放松运动 5 分钟,逐渐减少用力,使心脑血管系统的反应和身体产热功能逐渐稳定下来。运动的形式和运动量均应根据个人的兴趣和身体状况而定。

(四)监测血压的变化

血压测量是评估血压水平、诊断高血压和观察降压疗效的主要手段。在临床工作中主要采用诊室血压和动态血压测量,家庭血压测量因为可以测量长期血压变异,避免"白大衣"效应等作用越来越受到大家的重视。

1.诊室血压监测

由医护人员在诊室按统一规范进行测量,是目前评估血压水平和临床诊断高血压并进行分级的标准方法和主要依据。具体方法和要求如下:①选择符合计量标准的水银柱血压计,或经过验证的电子血压计。②使用大小合适的气囊袖带。③测压前患者至少安静休息 5 分钟,30 分钟内禁止吸烟、饮咖啡、茶,并排空膀胱。④测量时最好裸露上臂,上臂与心脏处于同一水平。怀疑有外周血管病者可测量四肢血压,老年人、糖尿病患者及有直立性低血压情况的应加测立、卧位血压。⑤袖带下缘在肘弯上 2.5 cm,听诊器听件置于肱动脉搏动处。⑥使用水银柱血压计时,应快速充气,当桡动脉搏动消失后将气囊压力再升高 4.0 kPa(30 mmHg),以每秒 0.3~0.8 kPa(2~6 mmHg)的速度缓慢放气,获得舒张压后快速放气至零。⑦应间隔1～2分钟重复测量,取2次读数的平均值记录。如果2次读数相差0.7 kPa(5 mmHg)以上,应再次测量,取3次读数的平均值。

2.动态血压监测

通过自动的血压测量仪器完成,测量次数较多,无测量者误差,可避免"白大衣"效应,并可监测夜间睡眠期间的血压。因此,可评估血压短时变异和昼夜节律。

3.家庭血压监测

家庭血压监测又称自测血压或家庭自测血压,是由患者本人或家庭成员协助完成测量,可避免"白大衣"效应。家庭血压监测还可用于评估数天、数周甚至数月、数年血压的长期变异或降压治疗效应,而且有助于增强患者的参与意识,改善治疗依从性,但不适用于精神高度焦虑的患者。

(五)降压目标的确立

帮助患者确立降压目标。在患者能耐受的情况下,逐步降压达标。一般高血压患者血压控制目标值至少<18.7/12.0 kPa(140/90 mmHg);如合并稳定性冠心病、糖尿病或慢性肾病的患者宜确立个体化降压目标,一般可将血压降至17.3/10.7 kPa(130/80 mmHg)以下,脑卒中后高血压患者一般血压目标<18.7 kPa(140 mmHg);老年高血压降压目标收缩压<20.0 kPa(150 mmHg);对舒张压低于8.0 kPa(60 mmHg)的冠心病患者,应在密切监测血压的前提下逐渐实现收缩压达标。

(六)用药护理

需要使用降压药物的患者包括:高血压2级或以上患者;高血压合并糖尿病,或已有心、脑、肾靶器官损害和并发症患者;凡血压持续升高,改善生活行为后血压仍未获得有效控制者。从心血管危险分层的角度,高危和极高危患者必须使用降压药物强化治疗。

应严格按医嘱用药,并注意观察常用药的毒副作用,发现问题及时处理,控制输液速度等。

(七)高血压急症的护理

1.避免诱因

安抚患者,避免情绪激动,保持轻松、稳定心态,必要时使用镇静剂。指导其按医嘱服用降压药,不可擅自减量或停服,以免血压急剧升高。另外,避免过度劳累和寒冷刺激。

2.病情监测

监测血压变化，一旦发现有高血压急症的表现，如血压急剧升高、剧烈头痛、呕吐、大汗、视力模糊、面色及神志改变、肢体运动障碍等，应立即通知医师。

3.高血压急症的护理

绝对卧床，抬高床头，避免一切不良刺激和不必要活动，协助生活护理。保持呼吸道通畅，吸氧。进行心电、血压和呼吸监测，建立静脉通道并遵医嘱用药，用药过程中监测血压变化，避免血压骤降。应用硝普钠、硝酸甘油时采用静脉泵入方式，密切观察药物不良反应。

(八)心理护理

长期、过度的心理应激会显著增加心血管风险。应向患者阐述不良情绪可诱发血压升高，帮助患者预防和缓解精神压力及纠正和治疗病态心理，必要时可寻求专业心理辅导或治疗。

(九)健康教育

1.疾病知识指导

让患者了解自身病情，包括血压水平、危险因素及合并疾病等。告知患者高血压的风险和有效治疗的益处。对患者及家属进行高血压相关知识指导，提高护患配合度。

2.饮食指导

宜清淡饮食，控制能量摄入。营养均衡，减少脂肪摄入，少吃或不吃肥肉和动物内脏。控制钠盐的摄入，增加钾盐的摄入，学会正确烹调食物的要领，并选用定量盐勺。

3.戒烟限酒

吸烟是心血管病的主要危险因素之一，可导致血管内皮损害，显著增加高血压患者发生动脉粥样硬化性疾病的风险。应强烈建议并督促高血压患者戒烟，并指导患者寻求药物辅助戒烟。长期大量饮酒可导致血压升高，限制饮酒量可显著降低高血压的发病风险。所有高血压患者均应控制饮酒量，每天白酒、葡萄酒、啤酒的饮酒量应分别少于 50 mL、100 mL 和 300 mL。

4.适当运动计划

学会制订适当的运动计划，并能自我监测最大运动心率，控制运动强度，按运动计划的 3 个阶段实施运动。

5.用药原则

按时、正确服用相关药物,让患者了解常用药物不良反应及自我观察要点。

6.家庭血压监测

教会患者出院后进行血压的自我监测,提倡进行家庭血压监测,每次就诊携带监测记录。家庭血压监测适用于:一般高血压患者的血压监测,"白大衣"高血压识别,难治性高血压的鉴别,评价长期血压变异,辅助降压疗效评价,以及预测心血管风险及评估预后等。

对患者进行家庭血压监测的相关知识和技能培训:①使用经过验证的上臂式全自动或半自动电子血压计。②每天早晚各测 1 次,每次 2～3 遍,取平均值;血压控制平稳者可每周只测 1 天,初诊高血压或血压不稳定的高血压患者,建立连续测血压 7 天,取后 6 天血压平均值作为参考值。③详细记录每次测量血压的日期、时间及所有血压读数,尽可能向医师提供完整的血压记录。

7.及时就诊的指标

(1)血压过高或过低。

(2)出现弥漫性严重头痛、呕吐、意识障碍、精神错乱,甚至昏迷、局灶性或全身性抽搐。

(3)高血压急症和亚急症。

(4)出现脑血管病、心力衰竭、肾衰竭的表现。

(5)突发剧烈而持续且不能耐受的胸痛,两侧肢体血压及脉搏明显不对称,严重怀疑主动脉夹层动脉瘤。

(6)随访时间:依据心血管风险分层,低危或仅服 1 种药物治疗者每 1～3 个月随诊 1 次;新发现的高危或较复杂病例、高危者至少每 2 周随诊 1 次;血压达标且稳定者每个月随诊 1 次。

五、护理效果评估

(1)患者头痛减轻或消失,食欲增加。

(2)患者情绪稳定,了解自身疾病,并能积极配合治疗。服药依从性好,血压控制在降压目标范围内。

(3)患者能主动养成良好生活方式。

(4)患者掌握家庭血压监测的方法,有效记录监测数据并提供给医护人员。

(5)患者未受伤。

(6)患者未发生相关并发症,或并发症发生后能得到及时治疗与护理。

第二节　心　律　失　常

正常心律起源于窦房结,并沿正常房室传导系统顺序激动心房和心室,频率为60～100次/分(成人),节律基本规则。心律失常是指心脏冲动的起源、频率、节律、传导速度和传导顺序等异常。

一、分类

心律失常按其发生机制分为冲动形成异常和冲动传导异常两大类。

(一)冲动形成异常

1.窦性心律失常

(1)窦性心动过速。

(2)窦性心动过缓。

(3)窦性心律不齐。

(4)窦性停搏等。

2.异位心律

(1)主动性异位心律:①期前收缩(房性、房室交界区性、室性);②阵发性心动过速(房性、房室交界区性、室性);③心房扑动、心房颤动;④心室扑动、心室颤动。

(2)被动性异位心律:①逸搏(房性、房室交界区性、室性);②逸搏心律(房性、房室交界区性、室性)。

(二)冲动传导异常

1.生理性

干扰及房室分离。

2.病理性

(1)窦房传导阻滞。

(2)房内传导阻滞。

(3)房室传导阻滞。

(4)室内传导阻滞(左、右束支及左束支分支传导阻滞)。

3.房室间传导途径异常

如预激综合征。

此外,临床上依据心律失常发作时心率的快慢分为快速性心律失常和缓慢性心律失常。

二、病因及发病机制

(一)生理因素

健康人均可发生心律失常,特别是窦性心律失常和期前收缩等。情绪激动、精神紧张、过度疲劳、大量吸烟、饮酒、喝浓茶或咖啡等常为诱发因素。

(二)器质性心脏病

各种器质性心脏病是引发心律失常的最常见原因,以冠心病、心肌病、心肌炎、风湿性心脏病多见,尤其是发生心力衰竭或心肌梗死时。

(三)非心源性疾病

除了心脏病外,其他系统的严重疾病,均可引发心律失常,如急性脑血管病、甲状腺功能亢进、慢性阻塞性肺病等。

(四)其他

电解质紊乱(低钾血症、低钙血症、高钾血症等)、药物作用(洋地黄、肾上腺素等)、心脏手术或心导管检查、中暑、电击伤等均可引发心律失常。

心律失常发生的基本原理是由于多种原因引起心肌细胞的自律性、兴奋性、传导性改变,导致心脏冲动形成异常、冲动传导异常,或两者兼而有之。

三、诊断要点

通过病史、体征可以做出初步判定。确定心律失常的类型主要依靠心电图,某些心律失常尚需做心电生理检查。

(一)病史

心律失常的诊断应从详尽采集病史入手,让患者客观描述发生心悸等症状时的感受。症状的严重程度取决于心律失常对血流动力学的影响,轻者可无症状或出现心悸、头晕;严重者可诱发心绞痛、心力衰竭、晕厥甚至猝死,增加心血管病死亡的危险性。

(二)体格检查

体格检查包括心脏视诊、触诊、叩诊、听诊的全面检查,并注意检查患者的神志、血压、脉搏频率及节律。

(三)辅助检查

心电图是诊断心律失常最重要的一项无创性检查技术。应记录多导联心电图,并记录能清楚显示P波导联的心电图长条以备分析,通常选择Ⅱ或V₁导联。其他辅助诊断的检查还有动态心电图、运动试验和食管心电图等。临床心电生理检查,如食管心房调搏检查、心室内心电生理检查对明确心律失常的发病机制、治疗、预后均有很大帮助。

四、各种心律失常的概念、临床意义及心电图特点

(一)窦性心律失常

正常心脏起搏点位于窦房结,由窦房结发出冲动引起的心律称窦性心律,成人频率为60~100次/分。正常窦性心律的心电图特点(图3-1):①P波在Ⅰ、Ⅱ、aVF导联直立,aVR导联倒置。②PR间期0.12~0.20秒。③PP间期<0.12秒。窦性心律的频率可因年龄、性别、体力活动等不同有显著差异。

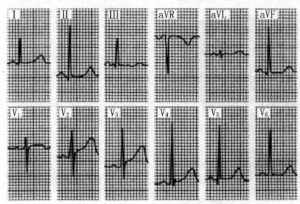

图3-1　正常心电图

1.窦性心动过速

(1)成人窦性心律的频率超过100次/分,称为窦性心动过速,其心率的增快和减慢是逐渐改变的。

(2)心电图特点(图3-2)为窦性心律,PP间期<0.60秒,成人频率大多在100~180次/分。

(3)窦性心动过速一般不需特殊治疗。治疗主要针对原发病和去除诱因,必要时可应用β受体阻滞剂(如普萘洛尔)或镇静剂(如地西泮)。

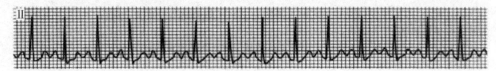

图 3-2　窦性心动过速

2.窦性心动过缓

(1)成人窦性心律的频率低于 60 次/分,称为窦性心动过缓。

(2)心电图特点(图 3-3)为窦性心律,PP 间期>1.0 秒。常伴窦性心律不齐,即 PP 间期之差>0.12 秒。

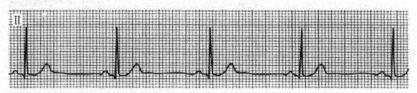

图 3-3　窦性心动过缓

(3)无症状的窦性心动过缓通常无需治疗。因心率过慢出现头晕、乏力等心排血量不足症状时,可用阿托品、异丙肾上腺素等药物,必要时需行心脏起搏治疗。

3.窦性停搏

(1)窦性停搏是指窦房结冲动形成暂停或中断,导致心房及心室活动相应暂停的现象,又称窦性静止。

(2)心电图特点(图 3-4)为一个或多个 PP 间期显著延长,而长 PP 间期与窦性心律的基本 PP 间期之间无倍数关系,其后可出现交界性或室性逸搏或逸搏心律。

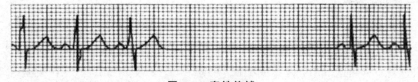

图 3-4　窦性停搏

(3)窦性停搏可由迷走神经张力增高或洋地黄、胺碘酮、钾盐、乙酰胆碱等药物,高钾血症、心肌炎、心肌病、冠心病等引起。临床症状轻重不一,轻者无症状或偶尔出现心搏暂停,重者可发生阿-斯综合征甚至死亡。

4.病态窦房结综合征

(1)病态窦房结综合征(SSS)简称病窦综合征。由窦房结及其邻近组织病变引起的窦房结起搏功能和/或窦房结传导功能障碍,从而产生多种心律失常的综合表现。

（2）病窦综合征常见病因为冠心病、心肌病、心肌炎,亦可见于结缔组织病、代谢性疾病及家族性遗传性疾病等,少数病因不明。主要临床表现为心动过缓所致脑、心、肾等脏器供血不足症状,尤以脑供血不足症状为主。轻者表现为头晕、心悸、乏力、记忆力减退等,重者可发生短暂晕厥或阿-斯综合征。部分患者合并短阵室上性快速性心律失常发作（慢-快综合征）,进而可出现心悸、心绞痛或心力衰竭。

（3）心电图特点（图 3-5）:①持续而显著的窦性心动过缓（＜50 次/分）。②窦性停搏或（和）窦房传导阻滞。③窦房传导阻滞与房室传导阻滞并存。④心动过缓-心动过速综合征,又称慢-快综合征,是指心动过缓与房性快速性心律失常（如房性心动过速、心房扑动、心房颤动）交替发作,房室交界区性逸搏心律。

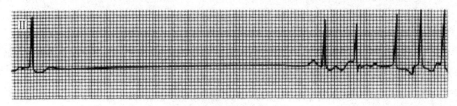

图 3-5　病态窦房结综合征（慢-快综合征）

（4）积极治疗原发疾病。无症状者,不必给予治疗,仅定期随访观察;反复出现严重症状及心电图大于 3 秒长间歇者宜首选安装人工心脏起搏器。慢-快综合征应用起搏器治疗后,患者仍有心动过速发作,则可同时用药物控制快速性心律失常发作。

(二)期前收缩

期前收缩又称过早搏动（简称早搏）。它是指窦房结以外的异位起搏点发出的过早冲动引起的心脏搏动。根据异位起搏点的部位不同可分为房性、房室交界性和室性。期前收缩可偶发或频发,如每个窦性搏动后出现一个期前收缩,称为二联律;每两个窦性搏动后出现一个期前收缩,称三联律。在同一导联上如室性期前收缩的形态不同,称为多源性室性期前收缩。

期前收缩可见于健康人,其发生与情绪激动、过度疲劳、过量饮酒或吸烟、饮浓茶、咖啡等有关。冠心病急性心肌梗死、风湿性心瓣膜病、心肌病、心肌炎等各种心脏病常可引起。此外,药物毒性作用,电解质紊乱,心脏手术或心导管检查均可引起期前收缩。

1.临床意义

偶发的期前收缩一般无症状,部分患者可有漏跳的感觉。频发的期前收缩由于影响心排血量,可引起头痛、乏力、晕厥等;原有心脏病者可诱发或加重心绞痛或心力衰竭。听诊心律不规则,期前收缩的第一心音增强,第二心音减弱或消失。脉搏触诊可发现脉搏脱落。

2.心电图特点

(1)房性期前收缩(图 3-6):提前出现的房性异位 P′波,其形态与同导联窦性 P 波不同;P′R 间期>0.12 秒;P′波后的 QRS 波群有 3 种可能:①与窦性心律的 QRS 波群相同。②因室内差异性传导出现宽大畸形的 QRS 波群。③提前出现的 P′波后无 QRS 波群,称为未下传的房性期前收缩;多数为不完全性代偿间歇(即期前收缩前后窦性 P 波之间的时限常短于 2 个窦性 PP 间期)。

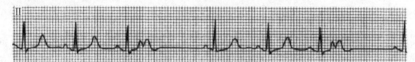

图 3-6　房性期前收缩

(2)房室交界性期前收缩(图 3-7):提前出现的 QRS 波群,其形态与同导联窦性心律 QRS 波群相同,或因室内差异性传导而变形;逆行 P 波(Ⅰ、Ⅱ、aVF 导联倒置,aVR 导联直立)有 3 种可能:①P′波位于 QRS 波群之前,P′R 间期<0.12 秒。②P′波位于 QRS 波群之后,RP′间期<0.20 秒。③P′波埋于 QRS 波群中,QRS 波群之前后均看不见 P′波;多数为完全性代偿间期(即期前收缩前后窦性 P 波之间的时限等于 2 个窦性 PP 间期)。

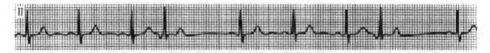

图 3-7　房室交界性期前收缩

(3)室性期前收缩(图 3-8):①提前出现的 QRS 波群宽大畸形,时限>0.12 秒。②QRS 波群前无相关的 P 波。③T 波方向与 QRS 波群主波方向相反。④多数为完全性代偿间歇。

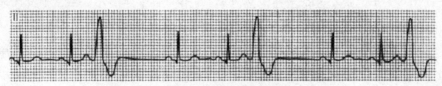

图 3-8　室性期前收缩

3.治疗要点

(1)病因治疗:积极治疗原发病,解除诱因。如改善心肌供血,控制心肌炎症,纠正电解质紊乱,避免情绪激动或过度疲劳等。

(2)药物治疗:无明显自觉症状或偶发的期前收缩者,一般无需抗心律失常药物治疗,可酌情使用镇静剂,如地西泮等。如频繁发作,症状明显或有器质性心脏病者,必须积极治疗。根据期前收缩的类型选用不同的药物。房性期前收缩、交界性期前收缩可选用维拉帕米、普罗帕酮、莫雷帕酮或β受体阻滞剂等药物。室性期前收缩选用β受体阻滞剂、美西律、普罗帕酮、莫雷帕酮等药物。

(3)其他:急性心肌梗死早期发生的室性期前收缩可选用利多卡因;洋地黄中毒引起的室性期前收缩者首选苯妥英钠。

(三)阵发性心动过速

阵发性心动过速是一种阵发性快速而规律的异位心律,是由 3 个或 3 个以上连续发生的期前收缩形成,根据异位起搏点的部位不同可分为房性、房室交界性和室性阵发性心动过速。由于房性、房室交界性阵发性心动过速在临床上难以区别,故统称为阵发性室上性心动过速(PSVT)。阵发性室上性心动过速常见于无器质性心脏病者,其发作与体位改变、情绪激动、过度疲劳、烟酒过量等有关。阵发性室性心动过速多见于心肌病变广泛而严重的患者,如冠心病发生急性心肌梗死时;其次是心肌病、心肌炎、二尖瓣脱垂、心瓣膜病等。

1.临床意义

(1)阵发性室上性心动过速突然发作、突然终止,持续时间长短不一。发作时患者常有心悸、焦虑、紧张、乏力,甚至诱发心绞痛、心功能不全、晕厥或休克。症状轻重取决于发作时的心率、持续时间和有无心脏病变等。听诊,心律规则,心率150~250 次/分,心尖部第一心音强度不变。

(2)阵发性室性心动过速症状轻重取决于室速发作的频率、持续时间、有无器质性心脏病及心功能状况。非持续性室速(发作时间<30 秒)患者通常无症状或仅有心悸;持续性室速患者常伴明显血流动力学障碍与心肌缺血,可出现低血压、晕厥、心绞痛、休克或急性肺水肿。听诊心律略不规则,心率常在100~250 次/分。如发生完全性房室分离,则第一心音强度不一致。

2.心电图特点

(1)阵发性室上性心动过速(图 3-9):①3 个或 3 个以上连续而迅速的室上性期前收缩,频率范围达150~250 次/分,节律规则。②P 波不易分辨。③绝大多数患者 QRS 波群形态与时限正常。

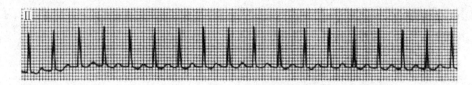

图 3-9 阵发性室上性心动过速

(2)阵发性室性心动过速(图 3-10):①3 个或 3 个以上连续而迅速的室性期前收缩,频率范围达100～250 次/分,节律较规则或稍有不齐。②QRS 波群形态畸形,时限＞0.12 秒,有继发 ST-T 改变。③如有 P 波,则 P 波与 QRS 波无关,且其频率比 QRS 频率缓慢。④常可见心室夺获与室性融合波。

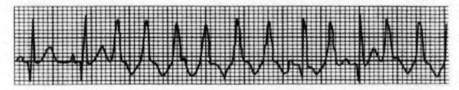

图 3-10 阵发性室性心动过速

3.治疗要点

(1)阵发性室上性心动过速。急性发作时治疗如下。①刺激迷走神经:可起到减慢心率、终止发作的作用。方法包括刺激悬雍垂诱发恶心、呕吐;深吸气后屏气,再用力做呼气动作(Valsalva 动作);颈动脉窦按摩等。上述方法可重复多次使用。②药物终止发作:当刺激迷走神经无效时,可采用维拉帕米或三磷酸腺苷(ATP)静脉注射。

预防复发:除避免诱因外,发作频繁者可选用地高辛、长效钙通道阻滞剂、长效普萘洛尔等药物。

对于反复发作或药物治疗无效者,可考虑施行射频消融术。该方法具有安全、迅速、有效且能治愈心动过速的优点,可作为预防发作的首选方法。

(2)阵发性室性心动过速:由于室性心动过速多发生于器质性心脏病者,往往导致血流动力学障碍,甚至发展为心室颤动,应严密观察予以紧急处理,终止其发作。

一般遵循的原则是:无器质性心脏病者发生的非持续性室性心动过速,如无症状,无需进行治疗;持续性室性心动过速发作,无论有无器质性心脏病,均应给予治疗;有器质性心脏病的非持续性室性心动过速亦应考虑治疗。药物首选利多卡因,静脉注射 100 mg,有效后可予静脉滴注维持。其他药物如普罗帕酮、胺碘酮也有疗效。如使用上述药物无法终止发作,且患者已出现低血压、休克、脑血流灌注不足等危险表现,应立即给予同步直流电复律。

(四)扑动与颤动

当自发性异位搏动的频率超过阵发性心动过速的范围时,形成扑动或颤动。根据异位起搏点的部位不同可分为心房扑动(以下简称房扑)与心房颤动(以下简称房颤);心室扑动(以下简称室扑)与心室颤动(以下简称室颤)。房颤是成人最常见的心律失常之一,远较房扑多见,二者发病率之比为 10:1～20:1,绝大多数见于各种器质性心脏病,其中以风湿性心瓣膜病最为常见。室扑与室颤是最严重的致命性心律失常,室扑多为室颤的前奏,而室颤则是导致心源性猝死的常见心律失常,也是心脏病或其他疾病临终前的表现。

1.临床意义

(1)房扑与房颤:房扑和房颤的症状取决于有无器质性心脏病、基础心功能及心室率的快慢。如心室率不快且无器质性心脏病者可无症状;心室率快者可有心悸、胸闷、头晕、乏力等。房颤时心房有效收缩消失,心排血量减少 25%～30%,加之心室率增快,对血流动力学影响较大,导致心排血量、冠状循环及脑部供血明显减少,引起心力衰竭、心绞痛或晕厥;还易引起心房内附壁血栓的形成,部分血栓脱落可引起体循环动脉栓塞,以脑栓塞最常见。体检时房扑的心室律可规则或不规则。房颤时,听诊第一心音强弱不等,心室律绝对不规则;心室率较快时,脉搏短绌(脉率慢于心率)明显。

(2)室扑与室颤:室扑和室颤对血流动力学的影响均等于心室停搏,其临床表现无差别,二者具有下列特点:意识突然丧失,常伴有全身抽搐,持续时间长短不一;心音消失,脉搏触不到,血压测不出;呼吸不规则或停止;瞳孔散大,对光反射消失。

2.心电图特点

(1)心房扑动心电图特征(图 3-11):①P 波消失,代之以 250～350 次/分,间隔均匀,形状相似的锯齿状心房扑动波(F 波)。②F 波与 QRS 波群成某种固定的比例,最常见的比例为2:1房室传导,有时比例关系不固定,则引起心室律不规则。③QRS 波群形态一般正常,伴有室内差异性传导者 QRS 波群可增宽、变形。

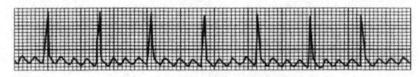

图 3-11 心房扑动(2:1房室传导)

（2）房颤心电图特征（图 3-12）：①P 波消失，代之以大小不等、形态不一、间期不等的房颤波（f 波），频率为 350～600 次/分。②RR 间期绝对不等。③QRS 波群形态通常正常，当心室率过快，发生室内差异性传导时，QRS 波群增宽、变形。

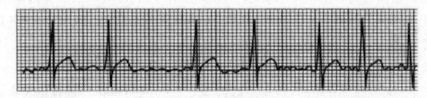

图 3-12　心房颤动

（3）室扑的心电图特点（图 3-13）：P-QRS-T 波群消失，代之以 150～300 次/分波幅大而较规则的正弦波（室扑波）图形。

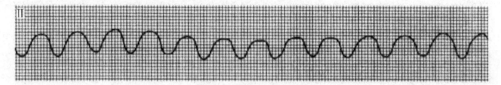

图 3-13　心室扑动

（4）室颤的心电图特点（图 3-14）：P-QRS-T 波群消失，代之以形态、振幅与间隔绝对不规则的颤动波（室颤波），频率为 150～500 次/分。

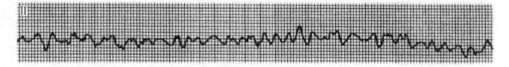

图 3-14　心室颤动

3.治疗要点

（1）房扑和房颤：房扑或房颤伴有较快心室率时，可使用洋地黄类药物减慢心室率，以保持血流动力学的稳定，此法可以使有些房扑或房颤转为窦性心律。其他药物如维拉帕米、地尔硫䓬等也能起到终止房扑、房颤的作用。对于持续性房颤的患者，符合条件者可采用药物如奎尼丁、胺碘酮等进行复律。无效时可使用电复律。

（2）室扑和室颤：室扑或室颤发生后，如果不迅速采取抢救措施，患者一般在 3～5 分钟内死亡，因此必须争分夺秒、尽快恢复有效心律。一旦心电监测确定为室扑或室颤时，立即采用除颤器进行非同步直流电除颤，同时配合胸部按压及人工呼吸等心肺复苏术,并经静脉注射利多卡因及其他复苏药物如肾上腺素等。

(五)房室传导阻滞

房室传导阻滞(AVB)是指冲动从心房传到心室的过程中,冲动传导的延迟或中断。根据病因不同,其阻滞部位可发生在房室结、房室束及束支系统内,按阻滞程度可分为三类。常见器质性心脏病,偶尔一度和二度Ⅰ型房室传导阻滞可见于健康人,与迷走神经张力过高有关。

1.临床意义

(1)一度房室传导阻滞:指传导时间延长(PR 间期延长);患者多无自觉症状,听诊时第一心音可略为减弱。

(2)二度房室传导阻滞:指心房冲动部分不能传入心室(心搏脱漏);心搏脱漏仅偶尔出现时,患者多无症状或偶有心悸,如心搏脱漏频繁心室率缓慢时,可有乏力、头晕甚至短暂晕厥;听诊有心音脱漏,触诊脉搏脱落,若为 2∶1 传导阻滞,则可听到慢而规则的心室率。

(3)三度房室传导阻滞:指心房冲动全部不能传入心室;患者症状取决于心室率的快慢,如心室率过慢,心排血量减少,导致心脑供血不足,可出现头晕、疲乏、心绞痛、心力衰竭等,如心室搏动停顿超过 15 秒可引起晕厥、抽搐,即阿-斯综合征发生,严重者可猝死;听诊心律慢而规则,心室率多为 35~50 次/分,第一心音强弱不等,间或闻及心房音及响亮清晰的第一心音(大炮音)。

2.心电图特点

(1)一度房室传导阻滞心电图特征(图 3-15):①PR 间期延长,成人>0.20 秒(老年人>0.21 秒);②每个 P 波后均有 QRS 波群。

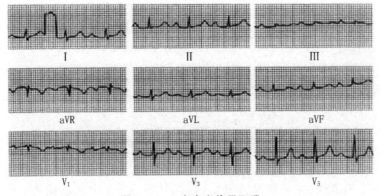

图 3-15　一度房室传导阻滞

(2)二度房室传导阻滞:按心电图表现可分为Ⅰ型和Ⅱ型。

二度Ⅰ型房室传导阻滞心电图特征(图3-16)：①PR间期在相继的心搏中逐渐延长，直至发生心室脱漏，脱漏后的第一个PR间期缩短，如此周而复始。②相邻的RR间期进行性缩短，直至P波后QRS波群脱漏。③心室脱漏造成的长RR间期小于两个PP间期之和。

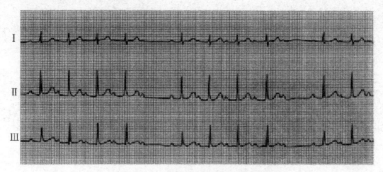

图3-16　二度Ⅰ型房室传导阻滞

二度Ⅱ型房室传导阻滞心电图特征(图3-17)：①PR间期固定不变(可正常或延长)；②数个P波之后有一个QRS波群脱漏，形成2∶1、3∶1、3∶2等不同比例房室传导阻滞；③QRS波群形态一般正常，亦可有异常。

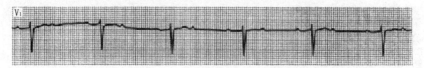

图3-17　二度Ⅱ型房室传导阻滞

如果二度Ⅱ型房室传导阻滞下传比例≥3∶1时，称为高度房室传导阻滞。

(3)三度房室传导阻滞心电图特征(图3-18)：①P波与QRS波群各有自己的规律，互不相关，呈完全性房室分离。②心房率＞心室率。③QRS波群形态和时限取决于阻滞部位，如阻滞位于希氏束及其附近，心室率40～60次/分，QRS波群正常。④如阻滞部位在希氏束分叉以下，心室率可在40次/分以下，QRS波群宽大畸形。

3.治疗要点

(1)病因治疗：积极治疗引起房室传导阻滞的各种心脏病，纠正电解质紊乱，停用有关药物，解除迷走神经过高张力等。一度或二度Ⅰ型房室传导阻滞，心室率不太慢(＞50次/分)且无症状者，仅需病因治疗，心律失常本身无须进行治疗。

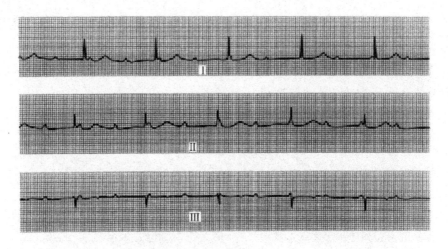

图 3-18　三度房室传导阻滞

（2）药物治疗：二度Ⅱ型或三度房室传导阻滞，心室率慢并影响血流动力学，应及时提高心室率以改善症状，防止发生阿-斯综合征。常用药物：①异丙肾上腺素持续静脉滴注，使心室率维持在60～70次/分，对急性心肌梗死患者要慎用。②阿托品静脉注射，适用于阻滞部位位于房室结的患者。

（3）人工心脏起搏治疗：对心室率低于40次/分，症状严重者，特别是曾发生过阿-斯综合征者，应首选安装人工心脏起搏器。

五、常见护理诊断

（一）活动无耐力

其与心律失常导致心排血量减少有关。

（二）焦虑

其与心律失常致心跳不规则、停跳及反复发作、治疗效果不佳有关。

（三）潜在并发症

心力衰竭、猝死。

六、护理措施

（一）一般护理

1.体位与休息

当心律失常发作患者出现胸闷、心悸、头晕等不适时，应采取高枕卧位、半卧位或其他舒适体位，尽量避免左侧卧位。有头晕、晕厥发作或曾有跌倒病史者应卧床休息,加强生活护理。

2.饮食护理

给予清淡易消化、低脂和富于营养的饮食,且少量多餐,避免刺激性饮料。有心力衰竭患者应限制钠盐摄入,对服用利尿剂者应鼓励多进食富含钾盐的食物,避免出现低钾血症而诱发心律失常。

(二)病情观察

(1)评估心律失常可能引起的临床症状,如心悸、乏力、胸闷、头晕、晕厥等,注意观察和询问这些症状的程度、持续时间及给患者日常生活带来的影响。

(2)定期测量心率和心律,判断有无心动过速、心动过缓、期前收缩、房颤等心律失常发生。对于房颤患者,两名护士应同时测量患者心率和脉率一分钟,并记录,以观察脉短绌的变化发生情况。

(3)心电图检查是判断心律失常类型及检测心律失常病情变化的最重要的手段,护士应掌握心电图机的使用方法,在患者心律失常突然发作时及时描记心电图并表明日期和时间。行 24 小时动态心电图检查的患者,应嘱其保持平素的生活和活动,并记录症状出现的时间及当时所从事的活动,以利于发现病情及查找病因。

(4)对持续心电监测的患者,应注意观察是否出现心律失常及心律失常的类型、发作次数、持续时间、治疗效果等情况。当患者出现频发、多源性室性期前收缩、RonT 现象、阵发性室性心动过速、二度Ⅱ型及三度房室传导阻滞时,应及时通知医师。

(三)用药护理

严格遵医嘱按时按量应用抗心律失常药物,静脉注射抗心律失常药物时速度应缓慢,静脉滴注速度严格按医嘱执行。用药期间严密监测脉率、心律、心率、血压及患者的反应,以及时发现因用药而引起的新的心律失常和药物中毒,做好相应的护理。

1.奎尼丁

毒性反映较重,可致心力衰竭、窦性停搏、房室传导阻滞、室性心动过速等心脏毒性反应,故在给药前要测量血压、心率、心律,如有血压低于 12.0/8.0 kPa(90/60 mmHg),心率慢于60 次/分,或心律不规则时需告知医师。

2.普罗帕酮

该药可引起恶心、呕吐、眩晕、视物模糊、房室传导阻滞,诱发和加重心力衰竭等。餐时或餐后服用可减少胃肠道刺激。

3.利多卡因

该药有中枢抑制作用和心血管系统不良反应,剂量过大可引起震颤、抽搐,甚至呼吸抑制和心脏停搏等,应注意给药的剂量和速度。对心力衰竭、肝肾功能不全、酸中毒和老年人应减少剂量。

4.普萘洛尔

该药可引起低血压、心动过缓、心力衰竭等,并可加重哮喘与慢性阻塞性肺部疾病。在给药前应测量患者的心率,当心率低于 50 次/分时应及时停药。糖尿病患者可能引起低血糖、乏力。

5.胺碘酮

该药可致胃肠道反应、肝功能损害、心动过缓、房室传导阻滞,久服可影响甲状腺功能和引起角膜碘沉着,少数患者可出现肺纤维化,是其最严重的不良反应。

6.维拉帕米

该药可出现低血压、心动过缓、房室传导阻滞等。严重心力衰竭、高度房室传导阻滞及低血压者禁用。

7.腺苷

该药可出现面部潮红、胸闷、呼吸困难,通常持续时间<1 分钟。

(四)特殊护理

当患者发生较严重心律失常时应采取如下护理措施。

(1)嘱患者卧床休息,保持情绪稳定,以减少心肌耗氧量和对交感神经的刺激。

(2)给予鼻导管吸氧,改善因心律失常造成血流动力学改变而引起的机体缺氧。立即建立静脉通道,为用药、抢救做好准备。

(3)准备好纠正心律失常的药物、其他抢救药品及除颤器、临时起搏器等。对突然发生室扑或室颤的患者,应立即施行非同步直流电除颤。

(4)遵医嘱给予抗心律失常药物,注意药物的给药途径、剂量、给药速度,观察药物的作用效果和不良反应。用药期间严密监测心电图、血压,以及时发现因用药而引起的新的心律失常。

(五)健康教育

1.疾病知识指导

向患者及家属讲解心律失常的常见病因、诱因及防治知识,使患者和家属能充分了解该疾病,而与医护人员配合共同控制疾病。

2.生活指导

快速心律失常患者应改变不良的生活习惯,如吸烟、饮酒、喝咖啡、浓茶等;避开造成精神紧张激动的环境,保持乐观稳定的情绪,分散注意力,不要过分注意心悸的感受。使患者和亲属明确无器质性心脏病的良性心律失常对人的影响主要是心理因素。帮助患者协调好活动与休息,根据心功能情况合理安排,注意劳逸结合。运动有诱发心律失常的危险,建议做较轻微的运动或最好在有家人陪同的条件下运动。心动过缓者应避免屏气用力的动作,以免兴奋迷走神经而加重心动过缓。

3.用药指导

让患者认识服药的重要性,按医嘱继续服用抗心律失常药物,不可自行减量或撤换药物。教会患者观察药物疗效和不良反应,必要时提供书面材料,嘱有异常时及时就医。对阵发性室上性心动过速的患者和家属,教会采用刺激迷走神经的方法,如刺激咽后壁诱发恶心;深吸气后屏气再用力呼气,上述方法可终止或缓解室上速。教会患者家属徒手心肺复苏的方法,以备紧急需要时应用。

4.自我监测指导

教会患者及家属测量脉搏的方法,每天至少一次,每次应在一分钟以上并做好记录。告诉患者和家属何时应来医院就诊:①脉搏过缓,少于 60 次/分,并有头晕、目眩或黑蒙。②脉搏过快,超过100 次/分,休息及放松后仍不减慢。③脉搏节律不齐,出现漏搏、期前收缩超过5 次/分。④原本整齐的脉搏出现脉搏忽强忽弱、忽快忽慢的现象。⑤应用抗心律失常药物后出现不良反应。出现上述情形应及时就诊,并按时随诊复查。

第三节 心 力 衰 竭

心力衰竭是由于心脏收缩机能及(或)舒张功能障碍,不能将静脉回心血量充分排出心脏,造成静脉系统淤血及动脉系统血液灌注不足而出现的综合征。

一、病因

(一)基本病因

1.心肌损伤

任何大面积(大于心室面积的40%)的心肌损伤都会导致心脏收缩及(或)舒张功能的障碍。

2.心脏负荷过重

压力负荷(后负荷)过重,心脏排血阻力增大,心排血量降低,心室收缩期负荷过度,引起心室肥厚性心力衰竭;容量负荷(前负荷)过重,心脏舒张期容量增大,心排血量减低,引起心室扩张性心力衰竭。

3.机械障碍

腱索或乳头肌断裂,心室间隔穿孔,心脏瓣膜严重狭窄或关闭不全等引起的心脏机械功能衰退,导致心力衰竭。

4.心脏负荷不足

如缩窄性心包炎,大量心包积液,限制性心肌病等,使静脉血液回心受限,因而心室心房充盈不足,腔静脉及门脉系统淤血,心排血量减低。

5.血液循环容量过多

如静脉过多过快输液,尤其在无尿少尿时超量输液,急性或慢性肾小球肾炎引起高度水钠潴留,高度水肿等均引起血液循环容量急剧膨胀而致心力衰竭。

(二)诱发因素

1.感染

感染可增加基础代谢,增加机体耗氧,增加心脏排血量而诱发心力衰竭,尤其呼吸道感染较多见。

2.体力过劳

正常心脏在体力活动时,随身体代谢增高,心脏排血量也随之增加。而有器质性心脏病患者体力活动时,心率增快,心肌耗氧量增加,心排血量减少,冠状动脉血液灌注不足,导致心肌缺血,心慌气急,诱发心力衰竭。

3.情绪激动

情绪激动促使儿茶酚胺释放,心率增快,心肌耗氧增加,动脉与静脉血管痉挛,增加心脏前后负荷而诱发心力衰竭。

4.妊娠与分娩

风湿性心脏病或先天性心脏病患者,心功能低下,在妊娠32~34周,分娩期及产褥期最初3天内心脏负荷最重,易诱发心力衰竭。

5.动脉栓塞

心脏病患者长期卧床,静脉系统长期处于淤血状态,容易形成血栓,一旦血栓脱落导致肺栓塞,加重肺循环阻力诱发心力衰竭。

6.水、钠摄入量过多

心功能减退时,肾脏排水排钠机能减弱,如果水、钠摄入量过多可引起水钠潴留,血容量扩增。

7.心律失常

心动过速可使心脏无效收缩次数增加而加重心脏负荷;心脏舒张期缩短使心室充盈受限进而降低心排血量,同时心脏氧渗透期缩短不利于心肌代谢。

8.冠脉痉挛

冠状动脉粥样硬化,易发生冠脉痉挛,引起心肌缺血导致心脏收缩或舒张功能障碍。

9.药物反应

因用药或停药不当导致的心力衰竭或心力衰竭恶化不在少数。慢性心力衰竭不该停用强心剂而停用,服用过量洋地黄、利尿药或抗心律失常药,都可导致心力衰竭恶化。

二、病理生理

(一)心脏的代偿机制

正常心脏有比较充足的储备能力,以适应一般生活需要所增加的心脏负担。当心脏功能减退,心排血量降低不足以供应机体需要时,机体将同时通过神经、体液等机制进行调整,力争恢复心排血量。

(1)反射性交感神经兴奋,迷走神经抑制,代偿性心率加快及心肌收缩力加强,以维持心排血量。由于交感神经兴奋,周围血管及小动脉收缩可使血压维持正常而不随心排血量降低而下降;小静脉收缩可使静脉回心血量增加,从而使心搏血量增加。

(2)心肌肥厚:长期的负荷加重,使心肌肥厚和心室扩张,维持心排血量。然而,扩大和肥厚的心脏虽然完成较多的工作,但它耗氧量也随之增加,可是心肌内毛细血管数量并没有相应的增加,所以,扩大肥厚的心肌细胞相对的供血不足。

(3)心率增快:心率加快在一定范围内使心排血量增加,但如果心率太快则心脏舒张期显著缩短,使心室充盈不足,导致心排血量降低及静脉淤血加重。

(二)心脏的失代偿机制

当心脏储备力耗损至不能适应机体代谢的需要时,心功能便由代偿转为失代偿阶段,即心力衰竭。

心力衰竭时,心排血量相对或绝对的降低,一方面供给各器官的血流不足,引起各器官组织的功能改变,血液重新分配,首先为保证心、脑、肾血液供应,皮肤、内脏、肌肉的供血相应有较大的减少。肾血流量减少时,可使肾小球滤过率降低和肾素分泌增加,进而促使肾上腺皮质的醛固酮分泌增加,引起水、钠潴留,血容量增加,静脉和毛细血管充血和压力增加。另一方面,心脏收缩力减弱,不能完全排出静脉回流的血液,心室收缩末期残留血量增多,心室舒张末期压力升高,遂使静脉回流受阻,引起静脉淤血和静脉压力升高,从而引起外周毛细血管的漏出增加,水分渗入组织间隙引起各脏器淤血、水肿;肝脏淤血时对醛固酮的灭活减少;及抗利尿激素分泌增加,肾排水量进一步减少,水、钠潴留进一步加重,这也是水肿发生和加重的原因。

根据心脏代偿功能发挥的情况及失代偿的程度,可将心力衰竭分为3度,或心功能Ⅳ级。①Ⅰ级:有心脏病的客观证据,而无呼吸困难,心悸,水肿等症状(心功能代偿期)。②Ⅱ级:日常劳动并无异常感觉,但稍重劳动即有心悸,气急等症状(心力衰竭一度)。③Ⅲ级:普通劳动亦有症状,但休息时消失(心力衰竭二度)。④Ⅳ级:休息时也有明显症状,甚至卧床仍有症状(心力衰竭三度)。

三、临床表现

心力衰竭在早期可仅有一侧衰竭,临床上以左心衰竭为多见,但左心衰竭后,右心也相继发生功能损害,最后导致全心力衰竭。临床表现的轻重,常依病情发展的快慢和患者的耐受能力的不同而不同。

(一)左心衰竭

1.呼吸困难

轻症患者自觉呼吸困难,重者同时有呼吸困难和短促的征象。早期仅发生于劳动或运动时,休息后很快消失。这是由于劳动促使回心血量增加,肺淤血加重的缘故。随着病情加重,轻度劳动即感到呼吸困难,严重者休息时亦感呼吸困难,以致被迫采取半卧位或坐位,为端坐呼吸。

2.阵发性呼吸困难

阵发性呼吸困难多发生于夜间,故又称为阵发性夜间性呼吸困难。患者常在熟睡中惊醒,出现严重呼吸困难及窒息感,被迫坐起,咳嗽频繁,咯粉红色泡沫样痰液。轻者数分钟,重者经 1～2 小时逐渐停止。阵发性呼吸困难的发生原因,可能为:①睡眠时平卧位,回心血量增加,超过左心负荷的限度,加重了肺淤血。②睡眠时,膈肌上升,肺活量减少。③夜间迷走神经兴奋性增高,使冠状动脉和支气管收缩,影响了心肌的血液供应,发生支气管痉挛,降低心肌收缩性能和肺通气量,肺淤血加重。④熟睡时中枢神经敏感度降低,因此,肺淤血必须达到一定程度后方能使患者因气喘惊醒。

3.急性肺水肿

急性肺水肿是左心衰竭的重症表现,是阵发性呼吸困难的进一步发展。常突然发生,呈端坐呼吸,表情焦虑不安,频频咳嗽,咯大量泡沫状或血性泡沫性痰液,严重时可有大量泡沫样液体由鼻涌出,面色苍白,口唇青紫,皮肤湿冷,两肺布满湿啰音及哮鸣音,血压可下降,甚至休克。

4.咳嗽和咯血

咳嗽和咯血为肺泡和支气管黏膜淤血所致,多与呼吸困难并存,咯白色泡沫样黏痰或血性痰。

5.其他症状

其他症状可有疲乏无力、失眠、心悸、发绀等。严重患者脑缺氧缺血时可出现陈-施氏呼吸、嗜睡、眩晕、意识丧失、抽搐等。

6.体征

除原有心脏病体征外,可有舒张期奔马律、交替脉、肺动脉瓣区第 2 心音亢进。轻症肺底部可听到散在湿性啰音,重症则湿啰音满布全肺。有时可伴哮鸣音。

7.X 线及其他检查

X 线检查可见左心扩大及肺淤血,肺纹理增粗。急性肺水肿时可见由肺门伸向肺野呈蝶形的云雾状阴影。心电图检查可出现心率快及左心室肥厚图形。臂舌循环时间延长(正常 10～15 秒),臂肺时间正常(4～8 秒)。

(二)右心衰竭

1.水肿

皮下水肿是右心衰竭的典型症状。在水肿出现前,由于体内已有钠、水潴留,体液潴留达 5 kg 以上才出现水肿,故多只有体重增加。水肿多先见于下肢,卧床患者则在腰、背及骶部等低重部位明显,呈凹陷性水肿。重症则波及全身。水肿多于傍晚发生或加重,休息一夜后消失或减轻,伴有夜间尿量增加。这是由于夜间休息时,回心血量比白天活动时增多,心脏能将静脉回流血量排出,心室收缩末期残留血量减少,静脉和毛细血管压力有所减轻,因而水肿减轻或消退。

少数患者可出现胸腔积液和腹水。胸腔积液可同时见于左、右两侧胸腔,但以右侧较多,其原因不甚明了。由于壁层胸膜静脉回流体静脉,而脏层胸膜静脉血流入肺静脉,因而胸腔积液多见于左右心衰竭并存时。腹水多由心源性肝硬化引起。

2.颈静脉怒张和内脏淤血

坐位或半卧位时可见颈静脉怒张,其出现常较皮下水肿或肝大出现为早,同时可见舌下、手臂等浅表静脉异常充盈。肝大并压痛可先于皮下水肿出现。长期肝淤血、缺氧,可引起肝细胞变性、坏死,并发展为心源性肝硬化,肝功能检查异常或出现黄疸。若有三尖瓣关闭不全并存,肝脏触诊呈扩张性搏动。胃肠道淤血常引起消化不良、食欲减退、腹胀、恶心和呕吐等症状。肾淤血致尿量减少,尿中可有少量蛋白和细胞。

3.发绀

右心衰竭患者多有不同程度发绀,首先见于指端、口唇和耳郭,较单纯左心功能不全者为显著,其原因除血红蛋白在肺部氧合不全外,与血流缓慢,组织自身毛细血管中吸取较多的氧而使还原血红蛋白增加有关。严重贫血者则不出现发绀。

4.神经系统症状

可有神经过敏、失眠、嗜睡等症状。重者可发生精神错乱,可能是脑淤血、缺氧或电解质紊乱等原因引起。

5.心脏及其他检查

心脏及其他检查主要为原有心脏病体征,由于右心衰竭常继发于左心衰竭的基础上,因而左、右心均可扩大。右心扩大引起了三尖瓣关闭不全时,在三尖瓣音区可听到收缩期吹风样杂音。静脉压增高。臂肺循环时间延长,因而臂舌循环时间也延长。

(三)全心力衰竭

左、右心功能不全的临床表现同时存在,但患者或以左心衰竭的表现为主或以右心衰竭的表现为主,左心衰竭肺充血的临床表现可因右心衰竭的发生而减轻。

四、护理

(一)护理要点

(1)减轻心脏负担,预防心力衰竭的发生。

(2)合理使用强心、利尿、扩血管药物,改善心功能。

(3)密切观察病情变化,以及时救治急性心力衰竭。

(4)健康教育。

(二)减轻心脏负担、预防心力衰竭

休息可减少全身肌肉活动,减少氧的消耗,也可减少静脉回心血量及减慢心率,从而减轻心脏负担。根据患者病情适当安排其生活和劳动,可以尽量减轻心脏负荷。对于轻度心力衰竭患者,可仅限制其体力活动,并规定充分的午睡时间或较正常人多一些的夜间睡眠时间。较重的心力衰竭患者均应卧床休息,并尽可能使卧床休息患者的体位舒适。当心力衰竭表现有明显改善时,应尽快允许和鼓励患者逐渐恢复体力活动,恢复体力活动的速度和程度视患者心力衰竭的严重程度和发作时间的长短及患者对治疗的反应等而定。如心脏功能已完全恢复正常或接近正常,则每天可作轻度的体力活动。

饮食应少食多餐,给予低热量、多维生素、易消化食物,避免过饱,加重心脏负担。目前由于利尿剂应用方便。对钠盐限制不必过于严格,一般轻度心力衰竭患者每天摄入食盐 5 g 左右(正常人每天摄入食盐 10 g 左右),中度心力衰竭患者给予低盐饮食(含钠 2~4 g),重度心力衰竭患者给予无钠饮食。如果经一般限盐、利尿,病情未能很好控制者,则应进一步严格限盐,摄入量不超过 1 g。饮水量一般不加限制,仅在并发稀释性低钠血症者,限制每天饮水量 500 mL左右。

(三)合理使用强心药物并观察毒性反应

洋地黄类强心苷是目前治疗心力衰竭的主要药物,能直接加强心肌收缩力,增加心排血量,从而使心脏收缩末期残余血量减少,舒张末期压力下降,有利于缓解各器官的淤血,增加尿量,减慢心率。常用的给药方法:负荷量加维持量,在短期内,1~3 天给予一定的负荷量,以后每天用维持量,适用于急性心力衰竭,较重的心力衰竭或需尽快控制病情的患者;单用维持量,近年来证实,洋地黄类药物治疗剂量的大小与其增强心肌收缩力作用呈线性关系,故对较轻的心力衰竭和易发生中毒的患者可用较小的剂量,而不采用惯用的洋地黄负荷量法,尤其

对慢性心力衰竭更适用。

洋地黄用量的个体差异大,且治疗剂量与中毒剂量较接近,故用药期间需要密切观察洋地黄的毒性反应。洋地黄毒性反应有如下几种。①消化道反应:食欲缺乏、恶心、呕吐、腹泻等。②神经系统反应:头痛、眩晕,视觉改变(黄视或绿视)。③心脏反应:可发生各种心律失常,常见的心律失常类型为室性期前收缩,尤其是呈二联、三联或呈多源性者。其他有房性心动过速伴有房室传导阻滞、交界性心动过速、各种不同程度的房室传导阻滞、室性心动过速、心房纤维颤动等。④血清洋地黄含量:放射性核素免疫法测定血清地高辛含量<2.0 ng/mL,或洋地黄毒苷<20 μg/mL为安全剂量。中毒者多数大于以上浓度。

使用洋地黄类药物时注意事项:①服药前要先了解病史,如询问已用洋地黄情况,利尿剂的使用情况及电解质浓度如何,如果存在低钾、低镁易诱发洋地黄中毒。②心力衰竭反复发作,严重缺氧,心脏明显扩大的患者对洋地黄药物耐受性差,宜小剂量使用。③询问有无合并使用增加或降低洋地黄敏感性的药物,如普萘洛尔、利血平、利尿剂、抗甲状腺药物、维拉帕米、胺碘酮、肾上腺素等可增加洋地黄敏感性;而考来烯胺,抗酸药物,降胆固醇药及巴比妥类药则可降低洋地黄敏感性。④了解肝脏肾脏功能,地高辛主要自肾脏排泄,肾功能不全者宜减少用量;洋地黄毒苷经肝脏代谢胆管排泄,部分转化为地高辛。⑤密切观察洋地黄毒性反应。⑥静脉给药时应用5%~20%的GS溶液稀释,混匀后缓慢静脉推注,一般不少于10~15分钟,用药时注意听诊心率及节律的变化。

(四)观察应用利尿剂后的反应

慢性心力衰竭患者,首选噻嗪类药,采用间歇用药,即每周固定服药2~3天,停用4~5天。若无效可加服氨苯蝶啶或螺内酯。如果上两药联用效果仍不理想可以用呋塞米代替噻嗪类药物。急性心力衰竭或肺水肿者,首选呋塞米或依他尼酸钠或汞撒利等快速利尿药。在应用利尿剂1小时后,静脉缓慢注射氨茶碱0.25 g,可增加利尿效果。应用利尿剂后要密切观察尿量,每天测体重,准确记录24小时液体出入量,大量利尿者应测血压、脉搏和抽血查电解质,观察有无利尿过度引起的脱水,低血容量和电解质紊乱的表现,尤其是应用排钾利尿剂后有无乏力、恶心、呕吐、腹胀等低钾表现。对于利尿反应差者,应找出利尿不佳的原因,如了解肾脏功能情况,是否存在低血压、低血钾、低血镁或稀释性低钠血症,以及用药是否合理等。

(五)合理使用扩血管药物并观察用药反应

血管扩张剂可以扩张周围小动脉,减轻心脏排血时的阻力,而减轻心脏后负荷;又可以扩张周围静脉,减少回心血量,减轻心脏前负荷,进而改善心功能。常用的扩张静脉为主的药物有硝酸甘油、硝酸酯类及吗啡类药物;扩张动脉为主的药物有平胺唑啉、肼苯达嗪、硝苯地平;兼有扩张动脉和静脉的药物有硝普钠、哌唑嗪及卡托普利等。在开始使用血管扩张剂时,要密切观察病情和用药前后血压、心率的变化,慎防血管扩张过度、心脏充盈不足、血压下降、心率加快等不良反应。用血管扩张药要注意,应从小剂量开始,用药前后对比心率,血压变化情况或床边监测血流动力学。根据具体情况,每5~10分钟测量1次,若用药后血压较用药前降低1.33~2.66 kPa,应谨慎调整药物浓度或停用。

(六)急性肺水肿的救治及护理

急性肺水肿为急性左心功能不全或急性左心衰竭的主要表现。多因突发严重的左心室排血不足或左心房排血受阻引起肺静脉及肺毛细血管压力急剧升高所致。当肺毛细血管压升高超过血浆胶体渗透压时,液体即从毛细血管漏到肺间质、肺泡甚至气道内,引起肺水肿。典型发作表现为突然严重气急,每分钟呼吸可达30~40次,端坐呼吸,阵发咳嗽,面色苍白,大汗,常咯出泡沫样痰,严重者可从口腔和鼻腔内涌出大量粉红色泡沫液体。发作时心率、脉搏增快,血压在起始时可升高,之后降至正常或低于正常。两肺内可闻及广泛的水泡音和哮鸣音。心尖部可听到奔马律。

1.治疗原则

(1)减少肺循环血量和静脉回心血量。

(2)增加心搏量,包括增强心肌收缩力和降低周围血管阻力。

(3)减少血容量。

(4)减少肺泡内液体漏出,保证气体交换。

2.护理措施

(1)使患者取坐位或半卧位,两腿下垂,减少下肢静脉回流,减少回心血量。

(2)立即皮下注射吗啡10 mg或哌替啶50~100 mg,使患者安静及减轻呼吸困难。但对昏迷、严重休克、有呼吸道疾病或痰液极多者忌用,年老、体衰、瘦小者应减量。

(3)改善通气-换气功能,轻度肺水肿早期高流量氧气吸入,开始是2~3 L/min,以后逐渐增至4~6 L/min,氧气湿化瓶内加75 %酒精或选用有机硅消泡沫剂,以降低肺泡内泡沫的表面张力,使泡沫破裂,改善通气功能。肺水肿明显出现即应作气管插管进行加压辅助呼吸,改善通气与氧的弥散,减少肺内分流,提高血氧分压。肺水肿基本控制后,可采用呼吸机间歇正压呼吸,如果动脉血氧分压

＜9.31 kPa时,可改为持续正压呼吸。

(4)速给毛花苷 C 0.4 mg 或毒毛花苷 K 0.25 mg,加入葡萄糖溶液中缓慢静脉推注。

(5)快速利尿,如呋塞米 20~40 mg 或依他尼酸钠 25 mg 静脉注射。

(6)静脉注射氨茶碱 0.25 g 用 50% 葡萄糖液 20~40 mL 稀释后缓慢注入,减轻支气管痉挛,增加心肌收缩力和促进尿液排出。

(7)氢化可的松 100~200 mg 或地塞米松 10 mg 溶于葡萄糖中静脉注射。

(七)健康教育

随着人们生活水平的不断提高,人们对生活质量的要求也越来越高。心力衰竭的转归及治愈程度将直接影响患者的生活质量,预防心力衰竭发生以保证患者的生活质量就显得更为重要。首先要避免诱发因素,如气候转换时要预防感冒,以及时添加衣服;以乐观的态度对待生活,情绪平稳,不要大起大落过于激动;体力劳动不要过重;适当掌握有关的医学知识以便自我保健等。其次,对已明确心功能Ⅱ级、Ⅲ级的患者要按一般治疗标准,合理正确按医嘱服用强心、利尿、扩血管药物,注意休息和营养,并定期门诊随访。

第四章 消化内科疾病护理

第一节 胃 炎

胃炎是指不同病因所致的胃黏膜炎症,通常包括上皮损伤、黏膜炎症反应和细胞再生 3 个过程,是最常见的消化道疾病之一。

一、急性胃炎

急性胃炎是由多种病因引起的急性胃黏膜炎症,内镜检查可见胃黏膜充血、水肿、出血、糜烂及浅表溃疡等一过性病变。临床上,以急性糜烂出血性胃炎最常见。

(一)病因与发病机制

1.药物

最常引起胃黏膜炎症的药物是非甾体抗炎药(nonsteroidal anti-inflammatory drug,NSAID),如阿司匹林、吲哚美辛等,可破坏胃黏膜上皮层,引起黏膜糜烂。

2.急性应激

严重的重要脏器衰竭、严重创伤、大手术、大面积烧伤、休克甚至精神心理因素等引起的急性应激,导致胃黏膜屏障破坏和氢离子弥散进入黏膜,引起胃黏膜糜烂和出血。

3.其他

酒精具有亲脂性和溶脂能力,高浓度酒精可直接破坏胃黏膜屏障。某些急性细菌或病毒感染、胆汁和胰液反流、胃内异物及肿瘤放射治疗(以下简称放疗)后的物理性损伤,可造成胃黏膜损伤引起上皮细胞损害、黏膜出血和糜烂。

(二)临床表现

1.症状

轻者大多无明显症状,有症状者主要表现为非特异性消化不良。上消化道出血是该病突出的临床表现。

2.体征

上腹部可有不同程度的压痛。

(三)辅助检查

1.实验室检查

大便潜血试验呈阳性。

2.内镜检查

纤维胃镜检查是诊断的主要依据。

(四)治疗要点

治疗原则是去除致病因素和积极治疗原发病。药物引起者,立即停药;急性应激者,在积极治疗原发病的同时,给予抑制胃酸分泌的药物;发生上消化道大出血时,按上消化道出血处理。

(五)护理措施

1.休息与活动

注意休息,减少活动。急性应激致病者应卧床休息。

2.饮食护理

定时、规律进食,少食多餐,避免辛辣刺激性食物。

3.用药指导

指导患者遵医嘱慎用或禁用对胃黏膜有刺激作用的药物,并指导患者正确服用抑酸剂、胃黏膜保护剂等。

二、慢性胃炎

慢性胃炎是由各种病因引起的胃黏膜慢性炎症。其发病率在各种胃病中居首位。

(一)病因与发病机制

1.幽门螺杆菌感染

幽门螺杆菌感染被认为是慢性胃炎最主要的病因。

2.饮食和环境因素

饮食中高盐和缺乏新鲜蔬菜、水果与发生慢性胃炎相关。幽门螺杆菌可增加胃黏膜对环境因素损害的易感性。

3.物理及化学因素

物理及化学因素可削弱胃黏膜的屏障功能,使其易受胃酸和胃蛋白酶的损害。

4.自身免疫

由于壁细胞受损,机体产生壁细胞抗体和内因子抗体,使胃酸分泌减少乃至缺失,还可影响维生素 B_{12} 吸收,导致恶性贫血。

5.其他因素

慢性胃炎与年龄相关。

(二)临床表现

1.症状

$70\%\sim80\%$ 的患者可无任何症状,部分患者表现为非特异性的消化不良,症状常与进食或食物种类有关。

2.体征

体征多不明显,有时出现上腹部轻压痛。

(三)辅助检查

1.实验室检查

胃酸分泌正常或偏低。

2.幽门螺杆菌检测

幽门螺杆菌可通过侵入性和非侵入性方法检测。

3.胃镜及胃黏膜活组织检查

胃镜及胃黏膜活组织检查是诊断慢性胃炎最可靠的方法。

(四)治疗要点

治疗原则是消除病因、缓解症状、控制感染、防治癌前病变。

1.根除幽门螺杆菌

对幽门螺杆菌感染引起的慢性胃炎,尤其在活动期,目前多采用三联疗法,即一种胶体铋剂或一种质子泵抑制剂加上两种抗菌药物。

2.根据病因给予相应处理

若因非甾体抗炎药引起,应停药并给予抑酸剂或硫糖铝;若因胆汁反流,可用氢氧化铝凝胶来吸附,或予以硫糖铝及胃动力药物以中和胆盐,防止反流。

3.对症处理

有胃动力学改变者,可服用多潘立酮、西沙必利等;自身免疫性胃炎伴有恶性贫血者,遵医嘱肌内注射维生素 B_{12}。

(五)护理措施

1.一般护理

(1)休息与活动:急性发作或伴有消化道出血时应卧床休息,并可用转移注意力、做深呼吸等方法来减轻焦虑、缓解疼痛。病情缓解时,进行适当的运动和锻炼,注意避免过度劳累。

(2)饮食护理:以高热量、高蛋白、高维生素及易消化的饮食为原则,宜定时定量、少食多餐、细嚼慢咽,避免摄入过咸、过甜、过冷、过热及辛辣刺激性食物。

2.病情观察

观察患者消化不良的症状,腹痛的部位及性质,呕吐物和粪便的颜色、量及性状等,用药前后患者的反应。

3.用药护理

注意观察药物的疗效及不良反应。

(1)慎用或禁用阿司匹林、吲哚美辛等对胃黏膜有刺激的药物。

(2)胶体铋剂:枸橼酸铋钾宜在餐前半小时用吸管吸入服用。部分患者服药后出现便秘和大便呈黑色,停药后可自行消失。

(3)抗菌药物:服用阿莫西林前应询问患者有无青霉素过敏史,应用过程中注意有无迟发性变态反应。甲硝唑可引起恶心、呕吐等胃肠道反应。

4.症状、体征的护理

腹部疼痛或不适者,避免精神紧张,采取转移注意力、做深呼吸等方法缓解疼痛;或用热水袋热敷胃部,以解除痉挛,减轻腹痛。

5.健康指导

(1)疾病知识指导:向患者及家属介绍本病的相关病因和预后,避免诱发因素。

(2)饮食指导:指导患者加强饮食卫生和营养,规律饮食。

(3)生活方式指导:指导患者保持良好的心态,生活要有规律,合理安排工作和休息时间,劳逸结合。

(4)用药指导:指导患者遵医嘱服药,如有异常及时就诊,定期门诊复查。

第二节 上消化道出血

一、疾病概述

(一)概念和特点

上消化道出血是指屈氏韧带以上的消化道,包括食管、胃十二指肠、胰腺、胆管等病变引起的出血,以及胃空肠吻合术的空肠病变引起的出血。上消化道大出血是指数小时内失血量超过 1 000 mL 或循环血容量的 20%,主要表现为呕血和/或黑便,常伴有血容量减少而引起急性周围循环衰竭,是临床的急症,严重者可导致失血性休克而危及生命。

近年来,本病的诊断和治疗水平有很大的提高,临床资料统计显示,80%~85% 的急性上消化道大出血患者短期内能自行停止,仅 15%~20% 的患者出血不止或反复出血,最终死于出血并发症,其中急性非静脉曲张性上消化道出血的发病率在我国仍居高不下,严重威胁人民的生命健康。

(二)相关病理生理

上消化道出血多起因于消化性溃疡侵蚀胃基底血管导致其破裂而引发出血。出血后逐渐影响周围血液循环量,如因出血量多引起有效循环血量减少,进而引发血液循环系统代偿,以致血压降低、心悸、出汗,这急需即刻处理。出血处可能因血块形成而自动止血,但也可能再次出血。

(三)上消化道出血的病因

上消化道出血的病因包括溃疡性疾病、炎症、门脉高压、肿瘤、全身性疾病等。临床上最常见的病因是消化性溃疡,其他依次为急性糜烂出血性胃炎、食管胃底静脉曲张破裂和胃癌。现将病因归纳列述如下。

1.上消化道疾病

(1)食管疾病:食管物理性损伤、食管化学性损伤。

(2)胃十二指肠疾病:消化性溃疡、胃癌等。

(3)空肠疾病:胃肠吻合术后空肠溃疡、克罗恩病。

2.门静脉高压引起的食管胃底静脉曲张破裂出血

(1)各种病因引起的肝硬化。

(2)门静脉阻塞:门静脉炎、门静脉血栓形成、门静脉受邻近肿块压迫。

(3)肝静脉阻塞:如 Budd-Chiari 综合征。

3.上消化道邻近器官或组织的疾病

(1)胆管出血:胆囊或胆管结石、胆管蛔虫、胆管癌、肝癌、肝脓肿或肝血管瘤破入胆管等。

(2)胰腺疾病:急慢性胰腺炎、胰腺癌、胰腺假性囊肿、胰腺脓肿等。

(3)其他:纵隔肿瘤或囊肿破入食管、主动脉瘤、肝或脾动脉瘤破入食管等。

4.全身性疾病

(1)血液病:白血病、血友病、再生障碍性贫血、DIC 等。

(2)急性感染:脓毒症、肾综合征出血热、钩端螺旋体病、重症肝炎等。

(3)脏器衰竭:尿毒症、呼吸衰竭、肝衰竭等。

(4)结缔组织病:系统性红斑狼疮、结节性多动脉炎、皮肌炎等。

5.诱因

(1)服用水杨酸类或其他非甾体抗炎药或大量饮酒。

(2)应激相关胃黏膜损伤:严重感染、休克、大面积烧伤、大手术、脑血管意外等应激状态下,会引起应激相关胃黏膜损伤。应激性溃疡可引起大出血。

(四)临床表现

上消化道大量出血的临床表现主要取决于出血量及出血速度。

1.呕血与黑便

呕血与黑便是上消化道出血的特征性表现。上消化道出血之后,均有黑便。出血部位在幽门以上者常有呕血。若出血量较少、速度慢亦可无呕血;反之,幽门以下出血如出血量大、速度快,可因血反流入胃腔引起恶心、呕吐而表现为呕血。

呕血多为棕褐色,呈咖啡渣样,如出血量大,未经胃酸充分混合即呕出,则为鲜红色或有血块。黑便呈柏油样,黏稠而发亮,当出血量大,血液在肠内推进快,粪便可呈暗红色甚至鲜红色。

2.失血性周围循环衰竭

由于循环血容量迅速减少而导致周围循环衰竭。一般表现为头昏、心慌、乏力,突然起立发生晕厥、肢体冷感、心率加快、血压偏低等。严重者呈休克状态。

3.发热

大量出血后,多数患者在 24 小时内出现低热,持续 3～5 天后降至正常。发热原因可能与循环血量减少和周围循环衰竭导致体温调节中枢功能紊乱等因素有关。

4.氮质血症

上消化道大量出血后,由于大量血液蛋白质的消化产物在肠道被吸收,血尿素氮浓度可暂时增高,称为肠源性氮质血症。一般于 1 次出血后数小时血尿素氮开始上升,24～48 小时达到高峰,一般不超过 14.3 mmol/L(40 mg/dL),3～4 天后降至正常。

5.贫血和血常规

急性大量出血后均有失血性贫血。但在出血的早期,血红蛋白浓度、红细胞计数与血细胞比容可无明显变化。在出血后,组织液渗入血管内,使血液稀释,一般经 3～4 小时及以上才出现贫血,出血后 24～72 小时血液稀释到最大限度。贫血程度除取决于失血量外,还和出血前有无贫血、出血后液体平衡状态等因素相关。

急性出血患者为正细胞正色素性贫血,在出血后骨髓有明显代偿性增生,可暂时出现大细胞性贫血。慢性失血则呈小细胞低色素性贫血,出血 24 小时内网织红细胞即见增高,出血停止后逐渐降至正常。白细胞计数在出血后 2～5 小时轻至中度升高,血止后 2～3 天才恢复正常。但在肝硬化患者中,如同时有脾功能亢进,则白细胞计数可不升高。

(五)辅助检查

1.实验室检查

测定红细胞、白细胞和血小板计数,血红蛋白浓度、血细胞比容、肝肾功能、大便隐血检查等(以了解其病因、诱因及潜在的护理问题)。

2.内镜检查

出血后 24～48 小时内行急诊内镜检查,可以直接观察出血部位,明确出血的病因,同时对出血灶进行止血治疗,这是上消化道出血病因诊断的首选检查方法。

3.X 线钡餐检查

X 线钡餐检查对明确病因亦有价值,主要适用于不宜或不愿进行内镜检查者或胃镜检查未能发现出血原因,需排除十二指肠降段以下的小肠段有无出血病灶者。

4.其他

放射性核素扫描或选择性动脉造影如腹腔动脉、肠系膜上动脉造影帮助确定出血部位,适用于内镜及 X 线钡剂造影未能确诊而又反复出血者。不能耐受

X 线、内镜或动脉造影检查的患者,可作吞线试验,根据棉线有无沾染血迹及其部位,可以估计活动性出血部位。

(六)治疗原则

上消化道大量出血为临床急症,应采取积极措施进行抢救。迅速补充血容量,纠正水电解质失衡,预防和治疗失血性休克,给予止血治疗,同时积极进行病因诊断和治疗。

药物治疗包括局部用药和全身用药两部分。

1.局部用药

经口或胃管注入消化道内,对病灶局部进行止血,主要用法如下。

(1)8～16 mg 去甲肾上腺素溶于 100～200 mL 冰盐水中口服,强烈收缩出血的小动脉而止血,适用于胃十二指肠出血。

(2)口服凝血酶,经接触性止血,促使纤维蛋白原转变为纤维蛋白,加速血液凝固,近年来被广泛应用于局部止血。

2.全身用药

药物经静脉进入体内,发挥止血作用。

(1)抑制胃酸分泌药:对消化性溃疡和急性胃黏膜损伤引起的出血,常规给予 H_2 受体阻滞剂或质子泵抑制剂,以提高和保持胃内较高的 pH,有利于血小板聚集及血浆凝血功能所诱导的止血过程。常用药物:①西咪替丁 200～400 mg,每 6 小时 1 次;②雷尼替丁 50 mg,每 6 小时 1 次;③法莫替丁 20 mg,12 小时 1 次;④奥美拉唑 40 mg,每 12 小时 1 次。急性出血期均为静脉用药。

(2)降低门静脉压力药。①血管升压素及其拟似物:为常用药物,其机制是收缩内脏血管,从而减少门静脉血流量,降低门静脉及其侧支循环的压力。用法为血管升压素 0.2 U/min 持续静脉滴注,视治疗反应,可逐渐加至 0.4 U/min。同时用硝酸甘油静脉滴注或含服,以减轻大剂量用血管升压素的不良反应,并且硝酸甘油有协同降低门静脉压力的作用。②生长抑素及其拟似物:止血效果好,可明显减少内脏血流量,并减少奇静脉血流量,而奇静脉血流量是食管静脉血流量的标志。14 肽天然生长抑素,用法为首剂 250 μg 缓慢静脉注射,继以每小时 250 μg 持续静脉滴注。人工合成剂奥曲肽,常用首剂 100 μg 缓慢静脉注射,继以每小时 25～50 μg 持续静脉滴注。

(3)促进凝血和抗纤溶药物:补充凝血因子如静脉注入纤维蛋白原和凝血酶原复合物对凝血功能异常引起出血者有明显疗效。抗血纤溶芳酸和 6-氨基己酸有对抗或抑制纤维蛋白溶解的作用。

二、护理评估

(一)一般评估

1.生命体征

大量出血患者因血容量不足、外周血管收缩,体温可能偏低,出血后 2 天内多有发热,一般不超过38.5 ℃,持续 3～5 天;脉搏增快(＞120 次/分)或细速;呼吸急促、浅快;血压降低,收缩压降至 10.7 kPa(80 mmHg)以下,甚至可持续下降至测不出,脉压减少,＜4.0 kPa(30 mmHg)。

2.患者主诉

患者有无头晕、乏力、心慌、气促、冷、口干口渴等症状。

3.相关记录

呕血颜色、量,皮肤、尿量、出入量、黑便颜色和量等记录结果。

(二)身体评估

1.头颈部

上消化道大量出血,有效循环血容量急剧减少,患者可出现精神萎靡、嗜睡、表情淡漠、烦躁不安、意识模糊甚至昏迷。

2.腹部

(1)有无肝脾大:如果出现脾大、蜘蛛痣、腹壁静脉曲张或有腹水者,提示肝硬化门静脉高压食管静脉破裂出血;肝大、质地硬、表面凹凸不平或有结节,提示肝癌。

(2)腹部肿块的质地软硬度:如果质地硬、表面凹凸不平或有结节应考虑胃、胰腺、肝胆肿瘤。

(3)中等量以上的腹水可有移动性浊音。

(4)肠鸣音活跃,肠蠕动增强,肠鸣音达 10 次/分以上,但音调不特别高调,提示有活动性出血。

(5)直肠和肛门有无结节、触痛和肿块、狭窄等异常情况。

3.其他

(1)出血部位与出血性质的评估:上消化道出血不包括口、鼻、咽喉等部位出血及咯血,应注意鉴别。出血部位在幽门以上,呕血及黑便可同时发生;而幽门以下部位出血,多以黑便为主。下消化道出血较少时,易被误认为是上消化道出血。下消化道出血仅有便血,无呕血,粪便鲜红、暗红或有血块,患者常感下腹部疼痛等不适感。进食动物血、肝,服用骨炭、铁剂、铋剂或中药也可使粪便发黑,但黑而无光泽。

(2)出血量的评估:粪便隐血试验阳性,表示为每天出血量>5 mL;出现黑便时表示每天出血量在50~70 mL,胃内积血量达250~300 mL,可引起呕血;急性出血量<400 mL时,组织液及脾脏贮血补充失血量,可无临床表现,若大量出血数小时内失血量超过1 000 mL或循环血容量的20%,引起急性周围循环衰竭,导致急性失血性休克而危及患者生命。

(3)失血程度的评估:失血程度除按出血量评估外,还应根据全身状况来判断。失血的表现多伴有全身症状,表现为:①轻度失血,失血量达全身总血量的10%~15%,患者表现为皮肤苍白、头晕、怕冷,血压可正常但有波动,脉搏稍快,尿量减少。②中度失血:失血量达全身总血量的20%以上,患者表现为口干、眩晕、心悸,血压波动、脉压变小,脉搏细数,尿量减少。③重度失血,失血量达全身总血量的30%以上,患者表现为烦躁不安、意识模糊、出冷汗、四肢厥冷、血压显著下降、脉搏细数超过120次/分,尿少或尿闭,重者失血性休克。

(4)出血是否停止的评估:①反复呕血,呕吐物由咖啡色转为鲜红色,黑便次数增多且粪便稀薄色泽转为暗红色,伴肠鸣音亢进。②周围循环衰竭的表现经充分补液、输血仍未见明显改善,或暂时好转后又恶化,血压不稳,中心静脉压不稳定。③红细胞计数、血细胞比容、血红蛋白测定不断下降,网织红细胞计数持续增高。④在补液足够、尿量正常时,血尿素氮升高。⑤门静脉高压患者的脾脏大,因出血而暂时缩小,如不见脾脏恢复肿大,提示出血未止。

(三)心理-社会评估

发生呕血与黑便时都可导致患者出现紧张、烦躁不安、恐惧、焦虑等反应。病情危重者,患者可出现濒死感,而此时其家属表现伤心状态,则使患者出现较强烈的紧张及恐惧感。慢性疾病或全身性疾病致反复呕血与黑便者,易使患者对治疗和护理失去信心,表现为护理工作上不合作。患者及其家庭对疾病的认识态度影响患者的生活质量,影响其工作、学习、社交等活动。

(四)辅助检查结果评估

1.血常规

上消化道出血后均有急性失血性贫血;出血后6~12小时红细胞计数、血红蛋白浓度及血细胞比容下降;在出血后2~5小时白细胞计数开始增高,血止后2~3天降至正常。

2.血尿素氮测定

呕血的同时因部分血液进入肠道,血红蛋白的分解产物在肠道被吸收,故在出血数小时后血尿素氮开始上升,24～48 小时可达高峰,持续时间不等,与出血时间长短有关。

3.粪便检查

潜血试验阳性,但检查前需禁止食动物血、肝、绿色蔬菜等 3～4 天。

4.内镜检查

直接观察出血的原因和部位,黏膜皱襞迂曲可提示胃底静脉曲张。

(五)常用药物治疗效果的评估

1.输血

输血前评估患者的肝功能,肝功能受损宜输新鲜血,因库存血含氨量高易诱发肝性脑病。同时要评估患者年龄、病情、周围循环动力学及贫血状况,注意因输液、输血过快、过多导致肺水肿,原有心脏病或老年患者必要时可根据中心静脉压调节输液量。

2.血管升压素

滴注速度应准确,并严密观察有无出现腹痛、血压升高、心律失常、心肌缺血,甚至发生心肌梗死等不良反应。评估药液是否外溢,一旦外溢用 50% 硫酸镁湿敷,因该药有抗利尿作用,突然停用血管升压素会引起反射性尿液增多,故应观察尿量并向家属做好解释工作。同时,孕妇、冠心病、高血压患者禁用血管升压素。

3.凝血酶

口服凝血酶时评估有无有恶心、头昏等不良反应,并指导患者更换体位。此药不能与酸、碱及重金属等药物配伍,应现用现配,若出现过敏现象应立即停药。

4.镇静剂

评估患者的肝功能,肝病患者忌用吗啡、巴比妥类等强镇静药物。

三、主要护理诊断/问题

(一)体液不足

体液不足与上消化道大量出血有关。

(二)活动无耐力

活动无耐力与上消化道出血所致周围循环衰竭有关。

(三)营养失调

营养失调低于机体需要量:与急性期禁食及贫血有关。

(四)恐惧

恐惧与急性上消化道大量出血有关。

(五)知识缺乏

缺乏有关出血的知识及防治的知识。

(六)潜在并发症

休克、急性肾衰竭。

四、护理措施

(一)一般护理

1.休息与体位

少量出血者应卧床休息,大出血时绝对卧床休息,取平卧位并将下肢略抬高,以保证脑部供血。呕吐时头偏向一侧,防止窒息或误吸。指导患者坐起、站起时动作要缓慢,出现头晕、心慌、出汗时立即卧床休息并告知护士。病情稳定后,逐渐增加活动量。

2.饮食护理

急性大出血伴恶心、呕吐者应禁食。少量出血无呕吐者,可进食温凉、清淡流质食物。出血停止后改为营养丰富、易消化、无刺激性半流质、软食,少量多餐逐渐过渡到正常饮食。食管胃底静脉曲张破裂出血者避免粗糙、坚硬、刺激性食物,且应细嚼慢咽。防止损伤曲张静脉而再次出血。

3.安全护理

轻症患者可起身稍做活动,可上厕所大小便。但应注意有活动性出血时,患者常因有便意而至厕所,在排便时或便后起立时晕厥,因此必要时由护士陪同如厕或暂时改为在床上排泄。重症患者应多巡视,用床挡加以保护。

(二)病情观察

上消化道大量出血时,有效循环血容量急剧减少,可导致休克或死亡,所以要严密监测。①精神和意识状态:患者是否精神萎靡、嗜睡、表情淡漠、烦躁不安、意识模糊甚至昏迷。②生命体征:体温不升或发热,呼吸急促,脉搏细弱、血压降低、脉压变小,必要时行心电监护。③周围循环状况:观察皮肤和甲床色泽、肢体温暖或是湿冷,周围静脉特别是颈静脉充盈情况。④准确记录24小时出入量,测每小时尿量,应保持尿量每小时>30 mL,并记录呕吐物和粪便的性质、颜色及量。⑤定期复查红细胞计数、血细胞比容、血红蛋白、网织红细胞计数、血尿素氮、粪潜血,以了解贫血程度、出血是否停止。

(三)用药护理

立即建立静脉通道,遵医嘱迅速、准确地实施输血、输液、各种止血治疗及用药等抢救措施,并观察治疗效果及不良反应。血管升压素可引起腹痛、血压升高、心律失常、心肌缺血,甚至发生心肌梗死,故滴注速度应准确,并严密观察不良反应。同时,孕妇、冠心病、高血压患者禁用血管升压素。肝病患者忌用吗啡、巴比妥类药物,宜输新鲜血,因库存血含氨量高,易诱发肝性脑病。

(四)三腔两囊管护理

插管前应仔细检查,确保三腔气囊管通畅、无漏气,并分别做好标记,以防混淆,备用。插管后检查管道是否在胃内,抽取胃液,确定管道在胃内,分别向胃囊和食管囊注气,将食管引流管、胃管连接负压吸引器,定时抽吸,观察出血是否停止,并记录引流液的性状及量。并做好留置于腔气囊管期间的护理和拔管出血停止后的观察及拔管。

(五)心理护理

护理人员应关心、安慰患者尤其是反复出血者,向其解释各项检查、治疗措施,耐心细致地解答患者或家属的提问,消除他们的疑虑。同时,经常巡视,大出血时陪伴患者,以减轻患者的紧张情绪。抢救工作应迅速而不忙乱,使其产生安全感、信任,保持稳定情绪,帮助患者消除紧张恐惧心理,更好地配合治疗及护理。

(六)健康教育

1.疾病知识指导

应帮助患者和家属掌握有关疾病的病因和诱因,以及预防、治疗和护理知识,以减少再度出血的危险。并且指导患者及家属学会早期识别出血征象及应急措施。

2.饮食指导

合理饮食是避免诱发上消化道出血的重要措施。注意饮食卫生和规律饮食;进食营养丰富、易消化的食物,避免粗糙、刺激性食物,或过冷、过热、产气多的食物、饮料,以及禁烟、浓茶、咖啡等对胃有刺激的食物。

3.生活指导

生活起居要有规律,劳逸结合,情绪乐观,保证身心愉悦,避免长期精神紧张。应在医师指导下用药,同时,慢性病者应定期门诊随访。

4.自我观察

教会患者出院后早期识别出血征象及应急措施:出现头晕、心悸等不适,或呕血、黑便时,立即卧床休息,保持安静,减少身体活动;呕吐时取侧卧位以免误吸;立即送医院治疗。

5.及时就诊的指标

(1)有呕血和黑便。

(2)出现血压降低、头晕、心悸等不适。

五、护理效果评估

(1)患者呕血和黑便停止,生命体征正常。

(2)患者活动耐受力增加,活动时无晕厥、跌倒危险。

(3)患者置管期间患者无窒息、意外吸入、食管胃底黏膜无溃烂、坏死。

(4)患者体重逐渐恢复正常,营养状态良好。

第三节　消化性溃疡

一、疾病概述

(一)概念和特点

消化性溃疡主要指发生在胃十二指肠的慢性溃疡,即胃溃疡(gastric ulcer,GU)和十二指肠溃疡(duodenal ulcer,DU),因溃疡的形成与胃酸、胃蛋白酶的消化作用有关而得名。溃疡的黏膜缺损超过黏膜肌层,不同于糜烂。

消化性溃疡是全球常见疾病,其患病率在近年来呈下降趋势。本病可发生于任何年龄,但中年最为常见,DU 多见于青壮年,而 GU 多见于中老年,后者发病年龄高峰比前者约晚 10 年。男性患者比女性多见。临床上 DU 比 GU 多见,两者之比为(2～3):1,但有地区差异。

(二)相关病理、生理

目前,对消化性溃疡的病理、生理的认识主要是基于 Shay 和 Sun 等人提出的"平衡学说"。即正常情况下,胃黏膜的攻击因子与防御因子应保持生理上的平衡,若攻击因子过强或防御因子减弱,就会造成胃黏膜损伤而引起溃疡。攻击因子主要有胃酸、胃蛋白酶、幽门螺杆菌等。防御因子主要有碳酸氢盐、胃黏液屏障和前列腺素等细胞保护因子。因此，"平衡学说"实际上就是胃酸分泌系统与胃黏膜保护系统之间的平衡。

(三)消化性溃疡的病因

1.幽门螺杆菌感染和非甾体抗炎药

近年的研究已经明确，幽门螺杆菌(Hp)感染和服用非甾体抗炎药(NSAID)是最常见的病因。溃疡发生是黏膜侵袭因素和防御因素失平衡的结果，胃酸在溃疡的形成中起关键作用。对胃十二指肠黏膜有损伤的侵袭因素包括胃酸和胃蛋白酶的消化作用、幽门螺杆菌的感染、NSAID，以及其他如胆盐、胰酶、酒精等，其中幽门螺杆菌感染和 NSAID 是损害胃黏膜屏障，导致消化性溃疡的最常见病因。

2.下列因素与消化性溃疡发病有不同程度的关系

(1)吸烟:吸烟者消化性溃疡的发生率比不吸烟者高,吸烟影响溃疡愈合和促进溃疡复发。

(2)遗传:消化性溃疡的家族史可能是幽门螺杆菌感染"家庭聚集"现象,O 型血者胃上皮细胞表面表达更多黏附受体而有利于幽门螺杆菌定植,故 O 型血者易患消化性溃疡。

(3)急性应激:情绪应激可能主要起诱因作用,可能通过神经内分泌途径影响胃十二指肠分泌、运动和黏膜血流的调节。

(4)胃十二指肠运动异常:胃肠运动障碍不大可能是原发病因,但可加重 Hp 感染或 NSAID 对黏膜的损害。

因此,消化性溃疡是一种多因素疾病,其中幽门螺杆菌感染和服用 NSAID 是已知的主要病因,溃疡发生是黏膜侵袭因素和防御因素失平衡的结果,胃酸在溃疡形成中起关键作用。

(四)临床表现

上腹痛是消化性溃疡的主要症状,但部分患者可无症状或症状较轻以至于不为患者所注意,而以出血、穿孔等并发症为首发症状。

典型的消化性溃疡有如下临床特点:①慢性过程,病史可达数年至数十年。②周期性发作,发作与自发缓解相交替,发作期可为数周或数月,缓解期亦长短不一,短者数周、长者数年;发作常有季节性,多在秋冬季或冬春之交发病,可因精神情绪不良或过劳而诱发。③发作时上腹痛呈节律性,表现为空腹痛,即餐后

2～4 小时和/或午夜痛,腹痛多为进食或服用抗酸药所缓解,典型节律表现在 GU 多见。

1.症状

上腹痛为主要症状,性质多为灼痛,亦可为钝痛、胀痛、剧痛或饥饿样不适感。多位于中上腹,可偏右或偏左。一般为轻至中度持续性痛。疼痛常有典型的节律性。腹痛多在进食或服用抗酸药后缓解。

2.体征

溃疡活动时上腹部可有局限性轻压痛,缓解期无明显体征。

(五)辅助检查

1.实验室检查

血常规、尿常规和便常规(粪便潜血试验)、生化、肝肾功能检查(以了解其病因、诱因及潜在的护理问题)。

2.胃镜和胃黏膜活组织检查

胃镜和胃黏膜活组织检查是确诊消化性溃疡首选的检查方法。内镜下消化性溃疡多呈圆形或椭圆形,也有呈线形,边缘光整,底部覆有灰黄色或灰白色渗出物,周围黏膜可有充血、水肿,可见皱襞向溃疡集中。内镜下溃疡可分为活动期(A)、愈合期(H)和瘢痕期(S)3 个病期。

3.X 线钡餐检查

其适用于对胃镜检查有禁忌或不愿接受胃镜检查者。溃疡的 X 线征象有直接和间接两种:龛影是直接征象,对溃疡有确诊价值;局部压痛、十二指肠球部激惹和球部畸形、胃大弯侧痉挛性切迹均为间接征象,仅提示可能有溃疡。

4.幽门螺杆菌检测

该检测应列为消化性溃疡诊断的常规检查项目,因为有无幽门螺杆菌感染决定治疗方案的选择。监测方法分为侵入性和非侵入性两大类。前者需通过胃镜检查取胃黏膜活组织进行监测,主要包括快呋塞米素酶试验、组织学检查和幽门螺杆菌培养;后者主要有 ^{13}C 或 ^{14}C 尿素呼气试验、粪便幽门螺杆菌抗原检测及血清学检查。

(六)治疗原则

消化性溃疡的治疗目的:消除病因、缓解症状、愈合溃疡、防止复发和防治并发症。针对病因的治疗,例如根除幽门螺杆菌,有可能彻底治愈溃疡病,是近年来消化性溃疡治疗的一大进展。

1.药物治疗

治疗消化性溃疡的药物可分为抑制胃酸分泌的药物和保护胃黏膜的药物两大类,主要起缓解症状和促进溃疡愈合的作用,常与根除 Hp 治疗药物配合使用。

(1)抑制胃酸药物:溃疡的愈合与抑酸治疗的强度和时间成正比。抗酸药具有中和胃酸的作用,可迅速缓解疼痛症状,但一般剂量难以促进溃疡愈合,故目前多作为加强止痛的辅助治疗。常用的抑制胃酸的药物有以下几种。①碱性抗酸剂:氢氧化铝、铝碳酸镁等及其复方制剂;② H_2 受体阻滞剂:西咪替丁 800 mg,每晚 1 次或400 mg,2 次/天;③雷尼替丁 300 mg,每晚 1 次或 150 mg,2 次/天;④法莫替丁40 mg,每晚 1 次或 20 mg,2 次/天;⑤尼扎替丁 300 mg,每晚 1 次或150 mg,2 次/天;⑥质子泵抑制剂:奥美拉唑 20 mg,1 次/天;⑦兰索拉唑 30 mg,1 次/天。

(2)保护胃黏膜药物:硫糖铝和胶体铋目前已少用作治疗消化性溃疡的一线药物。枸橼酸铋钾(胶体次枸橼酸铋)因兼有较强抑制幽门螺杆菌的作用,可作为根除幽门螺杆菌联合治疗方案的组分,但要注意此药不能长期服用,因会过量蓄积而引起神经毒性。米索前列醇具有抑制胃酸分泌、增加胃十二指肠黏膜的黏液及碳酸氢盐分泌和增加黏膜血流等作用,主要用于 NSAID 溃疡的预防,腹泻是常见不良反应,因引起子宫收缩故孕妇忌服。

常用的有:①硫糖铝 1 g,4 次/天;②前列腺素类药物:米索前列醇 200 μg,4 次/天;③胶体铋:枸橼酸铋钾120 mg,4 次/天。

根除幽门螺杆菌治疗:凡有幽门螺杆菌感染的消化性溃疡,无论初发或复发、活动或静止、有无并发症,均应予以根除幽门螺杆菌治疗。根除幽门螺杆菌治疗结束后,继续给予1 个疗程的抗溃疡治疗是最理想的。这对有并发症或溃疡面积大的患者尤为必要。

2.其他治疗

外科手术仅限于少数有并发症者,包括:①大量出血经内科治疗无效;②急性穿孔;③瘢痕性幽门梗阻;④胃溃疡癌变;⑤严格内科治疗无效的顽固性溃疡。

二、护理评估

(一)一般评估

1.患病及治疗经过

询问发病的有关诱因和病因,例如发病是否与天气变化、饮食不当或情绪激动有关;有无暴饮暴食、喜食酸辣等刺激性食物的习惯;是否嗜烟酒;有无经常服用 NSAID 药物史;家族中有无溃疡病者等。询问患者的病程经过,例如首次疼痛发作的时间,疼痛与进食的关系,是餐后还是空腹出现,有无规律,部位及性质如何,应用何种方法能缓解疼痛,曾做过何种检查和治疗,结果如何。

2.患者主诉与一般情况

有无恶心、呕吐、嗳气、反酸等其他消化道症状,有无呕血、黑便、频繁呕吐等症状。询问此次发病与既往有无变化,日常休息与活动如何等。

3.相关记录

腹痛、体重、体位、饮食、药物、出入量等记录结果。

(二)身体评估

1.头颈部

有无痛苦表情、消瘦、贫血貌等。

2.腹部

(1)上腹部有无固定压痛点,有无胃蠕动波,全腹有无压痛、反跳痛,有无腹肌紧张。

(2)有无空腹振水音,腹部有无肠鸣音变化(亢进、减弱或消失)(结合病例综合考虑)。

3.其他

有无因腹部疼痛而发生的体位改变等。

(三)心理-社会评估

患者及家属对疾病的认识程度,患者有无焦虑或恐惧等心理,患者在疾病治疗过程中的心理反应与需求,家庭及社会支持情况。

(四)辅助检查结果评估

(1)血常规有无红细胞计数、血红蛋白减少。

(2)粪便潜血试验是否为阳性。

(3)幽门螺杆菌检测是否为阳性。

(4)胃液分析:基础排酸量和最大排酸量是增高、减少还是正常。

(5)X 线钡餐造影有无典型的溃疡龛影及其部位。

(6)胃镜及黏膜活检:溃疡的部位、大小及性质如何,有无活动性出血。

(五)常用药物治疗效果的评估

1.抗酸药评估要点

(1)用药剂量/天、时间、用药方法(静脉注射、口服)的评估与记录。

(2)有无磷缺乏症表现:食欲缺乏、软弱无力等症状,甚至有骨质疏松的表现。

(3)有无严重便秘、代谢性碱中毒与钠潴留,甚至肾损害。服用镁剂应注意有无腹泻。

2.H_2受体阻滞剂评估要点

(1)用药剂量/天、时间、用药方法(静脉注射、口服)的评估与记录,静脉给药应注意控制速度,速度过快可引起低血压和心律失常。

(2)注意监测肝、肾功能,注意有无头痛、头晕、疲倦、腹泻及皮疹等反应,因药物可随母乳排出,哺乳期应停止用药。

3.质子泵抑制剂的评估要点

(1)患者自觉症状:有无头晕、腹泻等症状。

(2)有无皮肤等反应:例如荨麻疹、皮疹、瘙痒、头痛、口苦和肝功能异常等。

三、主要护理诊断

(一)腹痛

腹痛与胃酸刺激溃疡面引起化学性炎症反应有关。

(二)营养失调

营养失调与疼痛致摄入减少及消化吸收障碍有关。

(三)知识缺乏

缺乏有关消化性溃疡病因及预防知识。

(四)潜在并发症

上消化道大量出血、穿孔、幽门梗阻和癌变。

四、护理措施

(一)休息与活动

溃疡活动期且症状较重者,嘱其卧床休息几天至1~2周,可使疼痛等症状缓解。病情较轻者则应鼓励其适当活动,以分散注意力。

(二)指导缓解疼痛

注意观察及详细了解患者疼痛的规律和特点,并按其疼痛特点指导缓解疼痛的方法。如 DU 表现为空腹痛或午夜痛,指导患者在疼痛前或疼痛时进食碱性食物(如苏打饼干等),或服用制酸剂。也可采用局部热敷或针灸止痛。

(三)合理饮食

选择营养丰富,易消化的食物。症状重者以面食为主。避免食用机械性和化学刺激性强的食物。以少食多餐为主,每天进食 4~5 次,避免过饱,进食宜细嚼慢咽,以增加唾液分泌,稀释和中和胃酸。

(四)用药护理

应严格按医嘱用药,并注意观察常用药的毒副作用,发现问题及时处理。

(五)心理护理

多关心体贴患者,使患者保持良好的情绪,因为过分焦虑和恐惧往往更易诱发和加重消化性溃疡。

(六)健康教育

1.帮助患者认识和祛除病因

向患者讲解引起和加重溃疡病的相关因素,指导其保持乐观情绪,规律生活。

2.饮食指导

建立合理的饮食习惯和结构,戒除烟酒,避免摄入刺激性食物。饮食宜清淡、易消化、富营养,少食多餐。

3.用药原则

指导患者按医嘱正确服药,学会观察药效及不良反应,不随便停药或减量,防止溃疡复发。指导患者慎用或勿用致溃疡的药物,如阿司匹林、咖啡因、泼尼松等。

4.适当活动计划

制订个体化的活动计划,选择合适的锻炼方式,提高机体抵抗力。

5.自我观察

教会患者出院后的某些重要指标的自我监测:如腹痛、呕吐、黑便等监测并正确记录。

6.及时就诊的指标

(1)上腹疼痛节律发生变化或疼痛加剧。

(2)出现呕血、黑便等。

第四节　反流性食管炎

反流性食管炎是指胃十二指肠内容物反流入食管所引起的食管黏膜炎症、糜烂、溃疡和纤维化等病变,甚至引起咽喉、气道等食管以外的组织损害。其发病男性多于女性,男女比例为(2～3)∶1,发病率为1.92%。随着年龄的增长,食管下括约肌收缩力的下降,胃十二指肠内容物自发性反流,使老年人反流性食管炎的发病率有所增加。

一、病因与发病机制

(一)抗反流屏障削弱

食管下括约肌是指食管末端3～4 cm长的环形肌束。正常人静息时压力为1.3～4.0 kPa(10～30 mmHg),为一高压带,防止胃内容物反流入食管。由于年龄的增长,机体老化导致食管下括约肌的收缩力下降引起食物反流。一过性食管下括约肌松弛也是反流性食管炎的主要发病机制。

(二)食管清除作用减弱

正常情况下,一旦发生食物的反流,大部分反流物通过1～2次食管自发和继发性的蠕动性收缩将食管内容物排入胃内,即容量清除,剩余的部分则由唾液缓慢地中和。老年人食管蠕动缓慢和唾液产生减少,影响了食管的清除作用。

(三)食管黏膜屏障作用下降

反流物进入食管后,可以凭借食管上皮表面黏液、不移动水层和表面HCO_3^-、复层鳞状上皮等构成上皮屏障,以及黏膜下丰富的血液供应构成的后上皮屏障,发挥其抗反流物对食管黏膜损伤的作用。随着机体老化,食管黏膜逐渐萎缩,黏膜屏障作用下降。

二、护理评估

(一)健康史

询问患者的饮食结构及习惯,有无长期服用药物史。

(二)身体评估

1.反流症状

反酸、反食、反胃(指胃内容物在无恶心和不用力的情况下涌入口腔)、嗳气等,多在餐后明显或加重,平卧或躯体前屈时易出现。

2.反流物引起的刺激症状

胸骨后或剑突下烧灼感、胸痛、吞咽困难等。常由胸骨下段向上伸延,常在餐后1小时出现,平卧、弯腰或腹压增高时可加重。反流物刺激食管痉挛导致胸痛,常发生在胸骨后或剑突下。严重时可为剧烈刺痛,可放射到后背、胸部、肩部、颈部、耳后,有的酷似心绞痛的特点。

3.其他症状

咽部不适,有异物感、棉团感或堵塞感,可能与酸反流引起食管上括约肌压力升高有关。

4.并发症

(1)上消化道出血:因食管黏膜炎症、糜烂及溃疡可以导致上消化道出血。

(2)食管狭窄:食管炎反复发作致使纤维组织增生,最终导致瘢痕性狭窄。

(3)Barrett食管:在食管黏膜的修复过程中,食管-贲门交界处2 cm以上的食管鳞状上皮被特殊的柱状上皮取代,称之为Barrett食管。Barrett食管发生溃疡时,又称Barrett溃疡。Barrett食管是食管癌的主要癌前病变,其腺癌的发生率较正常人高30~50倍。

(三)辅助检查

1.内镜检查

内镜检查是反流性食管炎最准确、最可靠的诊断方法,能判断其严重程度和有无并发症,结合活检可与其他疾病相鉴别。

2.24小时食管pH监测

应用便携式pH记录仪在生理状态下对患者进行24小时食管pH连续监测,可提供食管是否存在过度酸反流的客观依据。在进行该项检查前3天,应停用抑酸药与促胃肠动力的药物。

3.食管吞钡X线检查

对不愿意接受或不能耐受内镜检查者行该检查。严重患者可发现阳性X线征。

(四)心理-社会状况

反流性食管炎长期持续存在,病情反复、病程迁延,因此患者会出现食欲减退、体重下降,导致患者心情烦躁、焦虑;合并消化道出血时会使患者紧张、恐惧。应注意评估患者的情绪状态及对本病的认知程度。

三、常见护理诊断及问题

(一)疼痛

疼痛与胃食管黏膜炎性病变有关。

(二)营养失调

低于机体需要量与害怕进食、消化吸收不良等有关。

(三)有体液不足的危险

体液不足与合并消化道出血引起活动性体液丢失、呕吐及液体摄入量不足有关。

(四)焦虑

焦虑与病情反复、病程迁延有关。

(五)知识缺乏

缺乏对反流性食管炎病因和预防知识的了解。

四、诊断要点与治疗原则

(一)诊断要点

临床上有明显的反流症状,内镜下有反流性食管炎的表现,食管过度酸反流的客观依据即可作出诊断。

(二)治疗原则

治疗原则以药物治疗为主,对药物治疗无效或发生并发症者可做手术治疗。

1.药物治疗

目前多主张采用递减法,即开始使用质子泵抑制剂加促胃肠动力药,迅速控制症状,待症状控制后再减量维持。

(1)促胃肠动力药:目前常用的药物是西沙必利。常用量为每次 5~15 mg,每天 3~4 次,疗程8~12 周。

(2)抑酸药。①H_2 受体阻滞剂:西咪替丁 400 mg,雷尼替丁 150 mg,法莫替丁20 mg,每天2 次,疗程 8~12 周。②质子泵抑制剂(PPI):奥美拉唑 20 mg、兰索拉唑 30 mg、泮托拉唑40 mg、雷贝拉唑 10 mg 和埃索美拉唑 20 mg,每天1 次,疗程 4~8 周。③抗酸药:仅用于症状轻、间歇发作的患者作为临时缓解症状用。反流性食管炎有并发症或停药后很快复发者,需要长期维持治疗。H_2 受体阻滞剂、西沙必利、PPI均可用于维持治疗,其中以 PPI 效果最好。维持治疗的剂量因患者而异,以调整至患者无症状的最低剂量为合适剂量。

2.手术治疗

手术为不同术式的胃底折叠术。手术指征:①严格内科治疗无效。②虽经内科治疗有效,但患者不能忍受长期服药。③经反复扩张治疗后仍反复发作的食管狭窄。④确诊由反流性食管炎引起的严重呼吸道疾病。

3.并发症的治疗

(1)食管狭窄:大部分狭窄可行内镜下食管扩张术治疗。扩张后予以长时间PPI维持治疗可防止狭窄复发。少数严重瘢痕性狭窄的患者需行手术切除。

(2)Barrett食管:药物治疗是预防Barrett食管发生和发展的重要措施,必须使用PPI治疗及长期维持。

五、护理措施

(一)一般护理

为减少平卧时及夜间反流可将床头抬高15~20 cm。避免睡前2小时内进食,白天进餐后亦不宜立即卧床。患者应避免食用使食管下括约肌压力降低的食物和药物,如高脂肪、巧克力、咖啡、浓茶及硝酸甘油、钙通道阻滞剂等。患者应戒烟及禁酒。减少一切影响腹压增高的因素,如肥胖、便秘、紧束腰带等。

(二)用药护理

遵医嘱给予药物治疗,注意观察药物的疗效及不良反应。

1.H_2受体阻滞剂

此药物应在餐中或餐后即刻服用,若需同时服用抗酸药,则两药应间隔1小时以上。若静脉给药应注意控制速度,过快可引起低血压和心律失常。西咪替丁对雄性激素受体有亲和力,可导致男性乳腺发育、阳痿及性功能紊乱,应做好解释工作。该药物主要通过肾排泄,用药期间应监测肾功能。

2.质子泵抑制剂

奥美拉唑可引起头晕,应嘱患者用药期间避免开车或做其他必须高度集中注意力的工作。兰索拉唑的不良反应包括荨麻疹、皮疹、瘙痒、头痛、口苦、肝功能异常等,轻度不良反应不影响继续用药,较严重时应及时停药。泮托拉唑的不良反应较少,偶可引起头痛和腹泻。

3.抗酸药

该药在饭后1小时和睡前服用。服用片剂时应嚼服,乳剂给药前应充分摇匀。抗酸剂应避免与奶制品、酸性饮料及食物同时服用。

(三)饮食护理

(1)指导患者有规律地定时进餐,饮食不宜过饱,选择营养丰富、易消化的食物。避免摄入过咸、过甜、过辣的刺激性食物。

(2)制订饮食计划:与患者共同制订饮食计划,指导患者及家属改进烹饪技巧,增加食物的色、香、味,刺激患者的食欲。

(3)观察并记录患者每天进餐次数、量、种类,以了解其摄入营养素的情况。

六、健康指导

(一)疾病知识的指导

向患者及家属介绍本病的有关病因,避免诱发因素。患者应保持良好的心理状态,平时生活要有规律,合理安排工作和休息时间,注意劳逸结合,积极配合治疗。

(二)饮食指导

指导患者加强饮食卫生和饮食营养,养成有规律的饮食习惯;避免过冷、过热、辛辣等刺激性食物及浓茶、咖啡等饮料;嗜酒者应戒酒。

(三)用药指导

根据病因及病情进行指导,嘱患者长期维持治疗,介绍药物的不良反应,如有异常及时复诊。

第五章　普外科疾病护理

第一节　肠　梗　阻

肠腔内容物不能正常运行或通过肠道发生障碍时,称为肠梗阻,是外科常见的急腹症之一。

一、病因和分类

(一)按梗阻发生的原因分类

1.机械性肠梗阻

最常见,是由各种原因引起的肠腔变窄、肠内容物通过障碍。主要原因:①肠腔堵塞,如寄生虫、粪块、异物等。②肠管受压,如粘连带压迫、肠扭转、嵌顿性疝等。③肠壁病变,如先天性肠道闭锁、狭窄、肿瘤等。

2.动力性肠梗阻

较机械性肠梗阻少见。肠管本身无病变,梗阻原因是神经反射和毒素刺激引起肠壁功能紊乱,致肠内容物不能正常运行。可分为:①麻痹性肠梗阻,常见于急性弥漫性腹膜炎、腹部大手术、腹膜后血肿或感染等。②痉挛性肠梗阻,由于肠壁肌肉异常收缩所致,常见于急性肠炎或慢性铅中毒。

3.血运性肠梗阻

较少见。由于肠系膜血管栓塞或血栓形成,使肠管血运障碍,继而发生肠麻痹,肠内容物不能通过。

(二)按肠管血运有无障碍分类

1.单纯性肠梗阻

无肠管血运障碍。

2.绞窄性肠梗阻

有肠管血运障碍。

(三)按梗阻发生的部位分类

高位性肠梗阻(空肠上段)和低位性肠梗阻(回肠末段和结肠)。

(四)按梗阻的程度分类

完全性肠梗阻(肠内容物完全不能通过)和不完全性肠梗阻(肠内容物部分可通过)。

(五)按梗阻病情的缓急分类

急性肠梗阻和慢性肠梗阻。

二、病理生理

(一)肠管局部的病理生理变化

(1)肠蠕动增强:单纯性机械性肠梗阻,梗阻以上的肠蠕动增强,以克服肠内容物通过的障碍。

(2)肠管膨胀:肠腔内积气、积液所致。

(3)肠壁充血水肿、血运障碍,严重时可导致坏死和穿孔。

(二)全身性病理生理变化

(1)体液丢失和电解质、酸碱平衡失调。

(2)全身性感染和毒血症,甚至发生感染中毒性休克。

(3)呼吸和循环功能障碍。

三、临床表现

(一)症状

1.腹痛

单纯性机械性肠梗阻的特点是阵发性腹部绞痛;绞窄性肠梗阻表现为持续性剧烈腹痛伴阵发性加剧;麻痹性肠梗阻呈持续性胀痛。

2.呕吐

早期常为反射性,呕吐胃内容物,随后因梗阻部位不同,呕吐的性质各异。高位肠梗阻呕吐出现早且频繁,呕吐物主要为胃液、十二指肠液、胆汁;低位肠梗阻呕吐出现晚,呕吐物常为粪样物,若呕吐物为血性或棕褐色,常提示肠管有血运障碍;麻痹性肠梗阻呕吐多为溢出性。

3.腹胀

高位肠梗阻,腹胀不明显;低位肠梗阻及麻痹性肠梗阻则腹胀明显。

4.停止肛门排气排便

完全性肠梗阻时,患者多停止排气、排便,但在梗阻早期,梗阻以下肠管内尚存的气体或粪便仍可排出。

(二)体征

1.腹部

(1)视诊:单纯性机械性肠梗阻可见腹胀、肠型和异常蠕动波,肠扭转时腹胀多不对称。

(2)触诊:单纯性肠梗阻可有轻度压痛但无腹膜刺激征,绞窄性肠梗阻可有固定压痛和腹膜刺激征。

(3)叩诊:绞窄性肠梗阻时腹腔有渗液,可有移动性浊音。

(4)听诊:机械性肠梗阻肠鸣音亢进,可闻及气过水声或金属音,麻痹性肠梗阻肠鸣音减弱或消失。

2.全身

单纯性肠梗阻早期多无明显全身性改变,梗阻晚期可有口唇干燥、眼窝凹陷、皮肤弹性差、尿少等脱水征。严重脱水或绞窄性肠梗阻时,可出现脉搏细速、血压下降、面色苍白、四肢发冷等中毒和休克征象。

(三)辅助检查

1.实验室检查

肠梗阻晚期,血红蛋白和血细胞比容升高,并有水、电解质及酸碱平衡失调。绞窄性肠梗阻时,白细胞计数和中性粒细胞比例明显升高。

2.X线检查

一般在肠梗阻发生6小时后,立位或侧卧位X线平片可见肠胀气及多个液气平面。

四、治疗原则

(一)一般治疗

(1)禁食。

(2)胃肠减压:治疗肠梗阻的重要措施之一。通过胃肠减压,吸出胃肠道内的气体和液体,从而减轻腹胀,降低肠腔内压力,改善肠壁血运,减少肠腔内的细菌和毒素。

(3)纠正水、电解质及酸碱平衡紊乱。

(4)防治感染和中毒。

(5)其他:对症治疗。

(二)解除梗阻

解除梗阻分为非手术治疗和手术治疗两大类。

五、常见几种肠梗阻

(一)粘连性肠梗阻

粘连性肠梗阻是肠粘连或肠管被粘连带压迫所致的肠梗阻,较为常见。其主要由腹部手术、炎症、创伤、出血、异物等所致,以小肠梗阻为多见,多为单纯性不完全性梗阻。粘连性肠梗阻多采取非手术治疗,如无效或发生绞窄性肠梗阻时应及时手术治疗。

(二)肠扭转

肠扭转指一段肠管沿其系膜长轴旋转而形成的闭襻性肠梗阻,常发生于小肠,其次是乙状结肠。

(1)小肠扭转多见于青壮年,常在饱餐后立即进行剧烈活动时发病。表现为突发腹部绞痛,呈持续性伴阵发性加剧,呕吐频繁,腹胀不明显。

(2)乙状结肠扭转多见于老年人,常有便秘习惯,表现为腹部绞痛,明显腹胀,呕吐不明显。肠扭转是较严重的机械性肠梗阻,可在短时间内发生肠绞窄、坏死,一经诊断,应急症手术治疗。

(三)肠套叠

肠套叠指一段肠管套入与其相连的肠管内,以回结肠型(回肠末端套入结肠)最多见。肠套叠多见于 2 岁以下婴幼儿。典型表现为阵发性腹痛、果酱样血便和腊肠样肿块(多位于右上腹),右下腹触诊有空虚感。X 线空气或钡剂灌肠显示空气或钡剂在结肠内受阻,梗阻端的钡剂影像呈"杯口状"或"弹簧状"阴影。早期肠套叠可试行空气灌肠复位,无效者或病期超过 48 小时,怀疑有肠坏死或肠穿孔者,应行手术治疗。

(四)蛔虫性肠梗阻

蛔虫性肠梗阻由于蛔虫聚集成团并刺激肠管痉挛致肠腔堵塞,多见于 2～10 岁儿童,驱虫不当常为诱因。主要表现为阵发性脐部周围腹痛,伴呕吐,腹胀不明显。部分患者腹部可触及变形、变位的条索状团块。少数患者可并发肠扭转或肠壁坏死穿孔,蛔虫进入腹腔引起腹膜炎。单纯性蛔虫堵塞多采用非手术治疗,包括解痉止痛、禁食、酌情胃肠减压、输液、口服植物油驱虫等,若无效或并发肠扭转、腹膜炎时,应行手术取虫。

六、肠梗阻患者的护理

(一)护理诊断/问题

1.疼痛

疼痛与肠内容物不能正常运行或通过障碍有关。

2.体液不足

体液不足与呕吐、禁食、胃肠减压、肠腔积液有关。

3.潜在并发症

肠坏死、腹腔感染、休克。

(二)护理措施

1.非手术治疗的护理

(1)饮食:禁食,梗阻缓解 12 小时后可进少量流质饮食,忌甜食和牛奶,48 小时后可进半流食。

(2)胃肠减压,做好相关护理。

(3)体位:生命体征稳定者可取半卧位。

(4)解痉挛、止痛:若无肠绞窄或肠麻痹,可用阿托品解除痉挛、缓解疼痛,禁用吗啡类止痛药,以免掩盖病情。

(5)输液:纠正水、电解质和酸碱失衡,记录 24 小时出入液量。

(6)防治感染和中毒:遵照医嘱应用抗生素。

(7)严密观察病情变化:出现下列情况时应考虑有绞窄性肠梗阻的可能,应及早采取手术治疗:①腹痛发作急骤,为持续性剧烈疼痛,或在阵发性加重之间仍有持续性腹痛,肠鸣音可不亢进。②早期出现休克。③呕吐早、剧烈而频繁。④腹胀不对称,腹部有局部隆起或触及有压痛的包块。⑤明显的腹膜刺激征,体温升高、脉快、白细胞计数和中性粒细胞比例增高。⑥呕吐物、胃肠减压抽出液、肛门排出物为血性或腹腔穿刺抽出血性液。⑦腹部 X 线检查可见孤立、固定的肠襻。⑧经积极非手术治疗后症状、体征无明显改善者。

2.手术前后的护理

(1)术前准备:除上述非手术护理措施外,按腹部外科常规行术前准备。

（2）术后护理。①病情观察：观察患者生命体征、腹部症状和体征的变化，伤口敷料及引流情况，以及早发现术后并发症。②卧位：麻醉清醒、血压平稳后取半卧位。③禁食、胃肠减压，待排气后，逐步恢复饮食。④防止感染：遵照医嘱应用抗生素。⑤鼓励患者早期活动。

第二节 脾 破 裂

一、概述

脾脏是一个血供丰富而质脆的实质性器官，脾脏是腹部脏器中最容易受损伤的器官，发生率占各种腹部损伤的 40% 左右。它被与其包膜相连的诸韧带固定在左上腹的后方，尽管有下胸壁、腹壁和膈肌的保护，但外伤暴力很容易使其破裂引起内出血，以真性破裂多见，约占 85%。根据不同的病因，脾破裂分成两大类。①外伤性破裂：占绝大多数，都有明确的外伤史，裂伤部位以脾脏的外侧凸面为多，也可在内侧脾门处，主要取决于暴力作用的方向和部位。②自发性破裂：极少见，且主要发生在病理性肿大（门静脉高压症、血吸虫病、淋巴瘤等）的脾脏。如仔细追询病史，多数仍有一定的诱因，如剧烈咳嗽、打喷嚏或突然改变体位等。

二、护理评估

（一）健康史

了解患者腹部损伤的时间、地点及致伤源、伤情、就诊前的急救措施、受伤至就诊之间的病情变化，如果患者神志不清，应询问目击人员。患者一般有上腹火器伤、锐器伤或交通事故、工伤等外伤史或病理性（门静脉高压症、血吸虫病、淋巴瘤等）的脾脏肿大病史。

（二）临床表现

脾破裂的临床表现以内出血及腹膜刺激征为特征，并常与出血量和出血速度密切相关。出血量大而速度快的很快就出现低血容量性休克，伤情十分危急；出血量少而慢者症状轻微，除左上腹轻度疼痛外，无其他明显体征，不易诊断。随着时间的推移，出血量越来越大，才出现休克前期的表现，继而发生休克。由于血液对腹膜的刺激而有腹痛，起始在左上腹，慢慢涉及全腹，但仍以左上腹最为明显,同时有腹部压痛、反跳痛和腹肌紧张。

(三)诊断及辅助检查

创伤性脾破裂的诊断主要依赖:①损伤病史或病理性脾脏肿大病史。②临床有内出血的表现。③腹腔诊断性穿刺抽出不凝固血液。④对诊断确有困难、伤情允许的病例,采用腹腔灌洗、B超检查、核素扫描、CT检查或选择性腹腔动脉造影等帮助明确诊断。B超是一种常用检查,可明确脾脏破裂程度。⑤实验室检查发现红细胞计数、血红蛋白计数和血细胞比容进行性降低,提示有内出血。

(四)治疗原则

随着对脾功能认识的深化,在坚持"抢救生命第一,保留脾脏第二"的原则下,尽量保留脾脏的原则已被绝大多数外科医师接受。彻底查明伤情后尽可能保留脾脏,方法有生物胶黏合止血、物理凝固止血、单纯缝合修补、部分脾切除等,必要时行全脾切除术。

(五)心理-社会因素

导致脾破裂的原因均是意外,患者痛苦大、病情重,且在创伤、失血之后,处于紧张状态,患者常有恐惧、急躁、焦虑,甚至绝望,又担心手术能否成功,对手术产生恐惧心理。

三、护理问题

(一)体液不足

这与损伤致腹腔内出血、失血有关。

(二)组织灌注量减少

这与导致休克的因素依然存在有关。

(三)疼痛

这与脾部分破裂、腹腔内积血有关。

(四)焦虑或恐惧

这与意外创伤的刺激、出血及担心预后有关。

(五)潜在并发症

出血。

四、护理目标

(1)患者体液平衡能得到维持,不发生失血性休克。

(2)患者神志清楚,四肢温暖、红润,生命体征平稳。

(3)患者腹痛缓解。

(4)患者焦虑或恐惧程度缓解。

(5)护士要密切观察病情变化,如发现异常,及时报告医师,并配合处理。

五、护理措施

(一)一般护理

1.严密观察监护患者病情变化

把患者的脉率、血压、神志、氧饱和度(SaO_2)及腹部体征作为常规监测项目,建立治疗时的数据,为动态监测患者生命体征提供依据。

2.补充血容量

建立两条静脉通路,快速输入平衡盐液及血浆或代用品,扩充血容量,维持水、电解质及酸碱平衡,改善休克状态。

3.保持呼吸道通畅

及时吸氧,改善因失血而导致的机体缺氧状态,改善有效通气量,并注意清除口腔中异物、义齿,防止误吸,保持呼吸道通畅。

4.密切观察患者尿量变化

怀疑脾破裂患者应常规留置导尿管,观察单位时间的尿量,如尿量>30 mL/h,说明患者休克已纠正或处于代偿期。如尿量<30 mL/h甚至无尿,则提示患者已进入休克或肾衰竭期。

5.术前准备

观察中如发现继续出血(48小时内出血超过1 200 mL)或有其他脏器损伤,应立即做好药物皮试、备血、腹部常规备皮等手术前准备。

(二)心理护理

对患者要耐心做好心理安抚,让患者知道手术的目的、意义及手术效果,消除紧张恐惧心理,还要尽快通知家属并取得其同意和配合,使患者和家属都有充分的思想准备,积极主动配合抢救和治疗。

(三)术后护理

1.体位

术后应去枕平卧,头偏向一侧,防止呕吐物吸入气管,如清醒后血压平稳,病情允许可采取半卧位,以利于腹腔引流。患者不得过早起床活动。一般需卧床休息10~14天。以B超或CT检查为依据,观察脾脏愈合程度,确定能否起床活动。

2.密切观察生命体征变化

按时测血压、脉搏、呼吸、体温,观察再出血倾向。部分脾切除患者,体温持续在38~40 ℃ 2~3周,化验检查白细胞计数不高,称为"脾热"。对"脾热"的患者,按高热护理及时给予物理降温,并补充水和电解质。

3.管道护理

保持大静脉留置管输液通畅,保持无菌,定期消毒。保持胃管、导尿管及腹腔引流管通畅,妥善固定,防止脱落,注意引流物的量及性状的变化。若引流管引流出大量的新鲜血性液体,提示活动性出血,应及时报告医师处理。

4.改善机体状况,给予营养支持

术后保证患者有足够的休息和睡眠,禁食期间补充水、电解质,避免酸碱平衡失调,肠功能恢复后方可进食。应给予高热量、高蛋白、高维生素饮食,静脉滴注复方氨基酸、血浆等,保证机体需要,促进伤口愈合,减少并发症。

(四)健康教育

(1)患者住院2~3周后出院,出院时复查CT或B超,嘱患者每月复查1次,直至脾损伤愈合,脾脏恢复原形态。

(2)嘱患者若出现头晕、口干、腹痛等不适,均应停止活动并平卧,以及时到医院检查治疗。

(3)继续注意休息,脾损伤未愈合前避免体力劳动,避免剧烈运动,如弯腰、下蹲、骑摩托车等。注意保护腹部,避免外力冲撞。

(4)避免增加腹压,保持排便通畅,避免剧烈咳嗽。

(5)脾切除术后,患者免疫力低下,注意保暖,预防感冒,避免进入拥挤的公共场所。坚持锻炼身体,提高机体免疫力。

第三节 门静脉高压症

门静脉的正常压力是 $1.27 \sim 2.35$ kPa($13 \sim 24$ cmH$_2$O),当门静脉血流受阻、血液淤滞时,压力2.35 kPa(24 cmH$_2$O)时,称为门静脉高压症,临床上常有脾肿大及脾功能亢进、食管胃底静脉曲张破裂出血、腹水等一系列表现。

门静脉主干由肠系膜上、下静脉和脾静脉汇合而成。门静脉系统位于两个毛细血管网之间,一端是胃、肠、脾、胰的毛细血管网,另一端连接肝小叶内的肝窦。门静脉流经肝脏的血液约占肝血流量的 75%,肝动脉供血约占 25%,由此可见肝脏的双重供血以门静脉供血为主。门静脉内的血含氧量较体循环的静脉血高,故门静脉对肝的供氧几乎和肝动脉相等。此外门静脉系统内无控制血流方向的静脉瓣,与腔静脉之间存在4 个交通支:①胃底、食管下段交通支;②直肠下段、肛管交通支;③前腹壁交通支;④腹膜后交通支。这些交通支中,最主要的是胃底、食管下段交通支,上述交通支在正常情况下都很细小,血流量很少。

门静脉血液淤滞或血流阻力增加均可导致门脉高压,但以门静脉血流阻力增加更为常见。按阻力增加的部位,可将门静脉高压症分为肝前、肝内和肝后三型。在我国肝内型多见,其中肝炎后肝硬化是引起门静脉高压症的常见病因;但在西方国家,酒精性肝硬化是门脉高压最常见的原因。由于增生的纤维束和再生的肝细胞结节挤压肝小叶内的肝窦,使其变窄或闭塞,导致门静脉血流受阻,其次由于位于肝小叶间汇管区的肝动脉小分支和门静脉小分支之间的许多动静脉交通支大量开放,引起门静脉压力增高。肝前型门静脉高压症的常见病因是肝外门静脉血栓形成(脐炎、腹腔内感染、胰腺炎、创伤等)、先天畸形(闭锁、狭窄或海绵样变等)和外在压迫。肝前型门静脉高压症患者肝功能多正常或轻度损害,预后较好。肝后型门静脉高压症常见病因包括 Budd-Chiari 综合征、缩窄性心包炎、严重右心衰竭等。

一、护理评估

(一)健康史

应注意询问患者有无肝炎病史、酗酒、血吸虫病病史。既往有无出现肝昏迷、上消化道出血的病史,以及诱发的原因,对于原发病是否进行治疗。

(二)身体状况

1.脾大、脾功能亢进

脾大程度不一,早期质软、活动,左肋缘下可扪及;晚期,脾内纤维组织增生而变硬,活动度减少,左上腹甚至左下腹可扪及肿大的脾脏并能出现左上腹不适及隐痛、胀满,常伴有血白细胞、血小板数量减少,称脾功能亢进。

2.侧支循环建立与开放

门静脉与体静脉之间有广泛的交通支,在门静脉高压时,为了使淤滞在门静脉系统的血液回流,这些交通支大量开放,经扩张或曲张的静脉与体循环的静脉发生吻合而建立侧支循环。主要表现:①食管下段与胃底静脉曲张最常见,出现早,一旦曲张的静脉破裂可引起上消化道大出血,表现为呕血和黑便,是门静脉高压症最危险的并发症。由于肝功能损害引起凝血功能障碍,加之脾功能亢进引起的血小板减少,因此出血不易自止。②脐周围的上腹部皮下静脉曲张。③直肠下、肛管静脉曲张形成痔。

3.腹水

腹水是由于门静脉压力增高,使门静脉系统毛细血管床滤过压增高;同时肝硬化引起的低蛋白血症,造成血浆胶体渗透压下降;及淋巴液生成增加,使液体从肝表面、肠浆膜面漏入腹腔形成腹水。此外,由于中心血流量减少,刺激醛固酮分泌过多,导致水、钠潴留而加剧腹水形成。

4.肝性脑病

门静脉高压症时由于门静脉血流绕过肝细胞或肝实质细胞功能严重受损,导致有毒物质(如氨、硫醇、γ-氨基丁酸)不能代谢与解毒而直接进入体循环,从而对脑产生毒性作用并出现精神综合征,称为肝性脑病,是门静脉高压的并发症之一。肝性脑病常因胃肠道出血,感染,大量摄入蛋白质、镇静药物、利尿剂而诱发。

5.其他

可伴有肝大、黄疸、蜘蛛病、肝掌、男性乳房发育、睾丸萎缩等。

(三)心理-社会状况

患者因反复发作、病情逐渐加重、面临手术、担心出现严重并发症和手术后的效果而有恐惧心理。另外由于治疗费用过高,长期反复住院治疗,以及生活、工作严重受限产生长期的焦虑情绪。

（四）辅助检查

1.血常规

脾功能亢进时,血细胞计数减少,以白细胞计数降至 3×10^9/L 以下和血小板计数降至 $(70\sim80)\times10^9$/L 以下最为明显。出血、营养不良、溶血、骨髓抑制都可引起贫血。

2.肝功能检查

常有血浆清蛋白降低,球蛋白增高,白、球比例倒置;凝血酶原时间延长;还应做乙型肝炎病原学和甲胎蛋白检查。

3.食管吞钡 X 线检查

在食管为钡剂充盈时,曲张的静脉使食管及胃底呈虫蚀样改变,曲张的静脉表现为蚯蚓样或串珠状负影。

4.腹部超声检查

可显示腹水、肝密度及质地异常、门静脉扩张。

5.腹腔动脉造影的静脉相或直接肝静脉造影

可以使门静脉系统和肝静脉显影,确定静脉受阻部位及侧支回流情况,还可以为手术提供参考资料。

（五）治疗要点

外科治疗门静脉高压症主要是预防和控制食管胃底曲张静脉破裂出血。

（1）食管胃底曲张静脉破裂出血的治疗主要包括非手术治疗和手术治疗。

非手术治疗:①常规处理,绝对卧床休息,立即建立静脉通道,输液、输血扩充血容量;维持呼吸道通畅,防止呕吐物引起窒息或吸入性肺炎。②药物止血,应用内脏血管收缩药,常用药物有垂体后叶素、三甘氨酚酸加压素和生长抑素。③内镜治疗,经纤维内镜将硬化剂直接注入曲张静脉,使之闭塞及黏膜下组织硬化,达到止血和预防再出血目的。④三腔管压迫止血,利用充气的气囊分别压迫胃底和食管下段的曲张静脉,达到止血目的。⑤经颈静脉肝内门体分流术,采用介入放射方法,经颈静脉途径在肝内静脉与门静脉主要分支间建立通道,置入支架以实现门体分流。主要适用于药物和内镜治疗无效、肝功能差不宜急诊手术的患者,或等待肝移植的患者。

手术治疗:上述治疗无效时,应采用手术治疗,多主张行门-奇静脉断流术,目前多采用脾切除加贲门周围血管离断术;若患者一般情况好,肝功能较好的可行急诊分流术。血吸虫性肝硬化并食管胃底静脉曲张且门脉压力较高的,主张行分流术。常用术式有门静脉-下腔静脉分流术,脾-肾静脉分流术。

(2)严重脾肿大,合并明显的脾功能亢进:多见于晚期血吸虫病,也见于脾静脉栓塞引起的左侧门静脉高压症。这类患者单纯脾切除术效果良好。

(3)肝硬化引起的顽固性腹水:有效的治疗方法是肝移植。其他方法包括TIPS和腹腔-上腔静脉转流术。

(4)肝移植:已成为外科治疗终末期肝病的有效方法,但供肝短缺,终身服用免疫抑制药的危险,手术风险,以及费用较高,限制了肝移植的推广。

二、护理诊断及合作性问题

(1)焦虑或恐惧:与担心自身疾病的愈后不良,环境改变,对手术效果有疑虑,害怕检查、治疗有关。

(2)有窒息的危险:与呕吐、咯血和置管有关。

(3)体液不足:与呕吐、咯血、胃肠减压、不能进食有关。

(4)营养失调,低于机体需要量:与摄入低于人体需要量有关。

(5)潜在并发症:上消化道大出血、肝性脑病。

三、护理目标

患者无焦虑和恐惧心情,无窒息发生,能得到及时的营养补充,肝功能及全身营养状况得到改善,体液平衡得到维持,无上消化道大出血、肝昏迷等并发症发生。

四、护理措施

(一)非手术治疗及术前护理

1.心理护理

通过谈话、观察等方法,以及时了解患者心理状态,医护人员要针对性地做好解释及思想工作,多给予安慰和鼓励,使之增强信心、积极配合,以保证治疗和护理计划顺利实施。对急性上消化道大出血患者,要专人看护,关心体贴。工作中要冷静沉着,抢救操作应娴熟,使患者消除精神紧张和顾虑。

2.注意休息

术前保证充分休息,必要时卧床休息。可减轻代谢方面的负担,能增进肝血流量,有利于保护肝功能。

3.加强营养,采取保肝措施

(1)宜给予低脂、高糖、高维生素饮食,一般应限制蛋白质饮食量,但肝功尚好者可给予富含蛋白质饮食。

（2）营养不良、低蛋白血症者静脉输给支链氨基酸、人血清蛋白或血浆等。

（3）贫血及凝血机制障碍者可输给鲜血，肌内注射或静脉滴注维生素 K。

（4）适当使用肌苷、辅酶 A、葡萄糖醛酸内脂（肝泰乐）等保肝药物，补充 B 族维生素、维生素 C、维生素 E，避免使用巴比妥类、盐酸氯丙嗪、红霉素等有害肝功能的药物。

（5）手术前 3～5 天静脉滴注 GIK 溶液（即每天补给葡萄糖 200～250 g，并加入胰岛素及氯化钾），以促进肝细胞营养储备。

（6）在出血性休克及合并较重感染的情况下应及时吸氧。

4.防止食管胃底静脉曲张破裂出血

避免劳累及恶心、呕吐、便秘、咳嗽等使腹内压增高的因素；避免干硬食物或刺激性食物（辛辣食物或酒类）；饮食不宜过热；口服药片应研成粉末冲服。手术前一般不放置胃管，必要时选细软胃管充分涂以液状石蜡，以轻巧手法协助患者徐徐吞入。

5.预防感染

手术前 2 天使用广谱抗生素。护理操作要遵守无菌原则。

6.分流手术前准备

除以上护理措施外，手术前 2～3 天口服新霉素或链霉素等肠道杀菌剂及甲硝唑，减少肠道氨的产生，防止手术后肝性脑病；手术前 1 晚清洁灌肠，避免手术后肠胀气压迫血管吻合口；脾-肾静脉分流术前要检查明确肾功能正常。

7.食管胃底静脉曲张大出血三腔管压迫止血的护理

（1）准备：置管前先检查三腔管有无老化、漏气，向患者解释放置三腔管止血的目的、意义、方法和注意事项，以取得患者的配合；将食管气囊和胃气囊分别注气约 150 mL 和 200 mL 后，观察气囊是否膨胀均匀、弹性良好，有无漏气，然后抽空气囊，并分别做好标记备用。

（2）插管方法：管壁涂液状石蜡，经患者一侧鼻孔或口腔轻轻插入，边插边嘱患者做吞咽动作，直至插入50～60 cm；用注射器从胃管内抽得胃液后，向胃气囊注入 150～200 mL 空气，用止血钳夹闭管口，将三腔管向外提拉，感到不再被拉出并有轻度弹力时，利用滑车在置管端悬以0.5 kg重物作牵引压迫。然后抽取胃液观察止血效果，若仍有出血，再向食管气囊注入 100～150 mL 空气以压迫食管下端。置管后，胃管接胃肠减压器或用生理盐水反复灌洗，观察胃内有无新鲜血液吸出。若无出血,同时脉搏、血压渐趋稳定,说明出血已得到控制;反之,表明三腔管压迫止血失败。

(3)置管后护理:①患者半卧位或头偏向一侧,以及时清除口腔、鼻咽腔分泌物,防止吸入性肺炎。②保持鼻腔黏膜湿润,观察调整牵引绳松紧度,防止鼻黏膜或口腔黏膜长期受压发生糜烂、坏死;三腔管压迫期间应每12小时放气10~20分钟,使胃黏膜局部血液循环暂时恢复,避免黏膜因长期受压而糜烂、坏死。③观察、记录胃肠减压引流液的量、颜色,判断出血是否停止,以决定是否需要紧急手术;若气囊压迫48小时后,胃管内仍有新鲜血液抽出,表明压迫止血无效,应紧急手术止血。④床旁备剪刀,若气囊上移阻塞呼吸道,可引起呼吸困难甚至窒息,应立即剪断三腔管。⑤拔管:三腔管放置时间不宜超过5天,以免食管、胃底黏膜长时间受压而缺血、坏死。气囊压迫24小时,如出血停止,可考虑拔管。放松牵引,先抽空食管气囊、再抽空胃气囊,继续观察12~24小时,若无出血,让患者口服液状石蜡30~50 mL,缓慢拔出三腔管;若再次出血,可继续行三腔管压迫止血或手术。

(二)术后护理

(1)观察病情变化:密切注视有无手术后各种并发症的发生。

(2)防止分流术后血管吻合口破裂出血,48小时内平卧位或15°低半卧位;翻身动作宜轻柔;一般手术后卧床1周,做好相应生活护理;保持排尿排便通畅;分流术后短期内发生下肢肿胀,可予适当抬高。

(3)防止脾切除术后静脉血栓形成,手术后2周内定期或必要时隔天复查1次血小板计数,如超过$600×10^7/L$时,考虑给抗凝处理,并注意用药前后凝血时间的变化。脾切除术后不再使用维生素K及其他止血药物。

(4)饮食护理,分流术后应限制蛋白质饮食,以免诱发肝性脑病。

(5)加强护肝,警惕肝性脑病:遵医嘱使用高糖、高维生素、能量合剂,禁用有损肝功能的药物。对分流术后患者,特别注意神志的变化,如发现有嗜睡、烦躁、谵妄等表现,警惕肝性脑病发生,以及时报告医师。

(三)健康指导

指导患者保持心情乐观愉快,保证足够的休息,避免劳累和较重体力劳动;禁忌烟酒、过热、刺激性强的食物;按医嘱使用护肝药物,定期来医院复查。

五、护理评价

患者有无焦虑和恐惧心情,有无窒息发生,能否得到及时的营养补充,肝功能及全身营养状况是否得到改善,体液平衡是否得到维持,有无上消化道大出血、肝昏迷等并发症发生。

第四节 胆囊结石

一、概述

胆囊结石是指原发于胆囊的结石,是胆石症中最多的一种疾病。近年来随着卫生条件的改善及饮食结构的变化,胆囊结石的发病率呈升高趋势,已高于胆管结石。胆囊结石以女性多见,男女之比为1:3~1:4;其以胆固醇结石或以胆固醇为主要成分的混合性结石为主。少数结石可经胆囊管排入胆总管,大多数存留于胆囊内,且结石越聚越大,可呈多颗小米粒状,在胆囊内可存在数百粒小结石,也可呈单个巨大结石;有些终身无症状而在尸检中发现(静止性胆囊结石),大多数反复发作腹痛症状,一般小结石容易嵌入胆囊管发生阻塞引起胆绞痛症状,发生急性胆囊炎。

二、诊断

(一)症状

1.胆绞痛

胆绞痛是胆囊结石并发急性胆囊炎时的典型表现,多在进油腻食物后胆囊收缩,结合移位并嵌顿于胆囊颈部,胆囊压力升高后强力收缩而发生绞痛。小结石通过胆囊管或胆总管时可发生典型的胆绞痛,疼痛位于右上腹,呈阵发性,可向右肩背部放射,伴恶心、呕吐,呕吐物为胃内容物,吐后症状并不减轻。存留在胆囊内的大结石堵塞胆囊腔时并不引起典型的胆绞痛,故胆绞痛常反映结石在胆管内的移动。急性发作、特别是坏疽性胆囊炎时还可出现高热、畏寒等显著的感染症状,严重病例由于炎性渗出或胆囊穿孔可引起局限性腹膜炎,从而出现腹膜刺激症状。胆囊结石一般无黄疸,但30%的患者因伴有胆管炎或肿大的胆囊压迫胆管,肝细胞损害时也可有一过性黄疸。

2.胃肠道症状

大多数慢性胆囊炎患者有不同程度的胃肠道功能紊乱,表现为右上腹隐痛不适、厌油、进食后上腹饱胀感,常被误认为"胃病"。有近半数的患者早期无症状,称为静止性胆囊结石,此类患者在长期随访中仍有部分出现腹痛等症状。

(二)体征

1.一般情况

无症状期间患者大多一般情况良好,少数急性胆囊炎患者在发作期可有黄疸,症状重时可有感染中毒症状。

2.腹部情况

如无急性发作,患者腹部常无明显异常体征,部分患者右上腹可有深压痛;急性胆囊炎患者可有右上腹饱满、呼吸运动受限、右上腹触痛及肌紧张等局限性腹膜炎体征,以及 Murphy 征阳性。有 $1/3\sim1/2$ 的急性胆囊炎患者,在右上腹可扪及肿大的胆囊或由胆囊与大网膜粘连形成的炎性肿块。

(三)检查

1.化验检查

胆囊结石合并急性胆囊炎有血液白细胞升高,少数患者谷丙转氨酶也升高。

2.B 超

B 超检查简单易行,价格低廉,且不受胆囊大小、功能、胆管梗阻或结石含钙多少的影响,诊断正确率可达 96% 以上,是首选的检查手段。典型声像特征是胆囊腔内有强回声光团并伴声影,改变体位时光团可移动。

3.胆囊造影

能显示胆囊的大小及形态并了解胆囊收缩功能,但易受胃肠道功能、肝功能及胆囊管梗阻的影响,应用很少。

4.X 线

腹部 X 线平片对胆囊结石的显示率为 10%～15%。

5.十二指肠引流

有无胆汁可确定是否有胆囊管梗阻,胆汁中出现胆固醇结晶提示结石存在,但此项检查目前已很少用。

6.CT、MRI、ERCP、PTC

在 B 超不能确诊或者怀疑有肝内胆管、肝外胆管结石或胆囊结石术多年后复发又疑有胆管结石者,可酌情选用其中某一项或几项诊断方法。

(四)诊断要点

1.症状

20％～40％的胆囊结石可终身无症状,称"静止性胆囊结石"。有症状的胆囊结石的主要临床表现:进食后,特别是进油腻食物后,出现上腹部或右上腹部隐痛不适、饱胀,伴嗳气、呃逆等。

2.胆绞痛

胆囊结石的典型表现,疼痛位于上腹部或右上腹部,呈阵发性,可向肩胛部和背部放射,多伴恶心、呕吐。

3.Mirizzi 综合征

持续嵌顿和压迫胆囊壶腹部和颈部的较大结石,可引起肝总管狭窄或胆囊管瘘,以及反复发作的胆囊炎、胆管炎及梗阻性黄疸,称"Mirizzi 综合征"。

4.Murphy 征

右上腹部局限性压痛、肌紧张,为阳性。

5.B 超

胆囊暗区有一个或多个强回声光团,并伴声影。

(五)鉴别诊断

1.肾绞痛

胆绞痛需与肾绞痛相鉴别,后者疼痛部位在腰部,疼痛向外生殖器放射,伴有血尿,可有尿路刺激症状。

2.胆囊非结石性疾病

胆囊良、恶性肿瘤、胆囊息肉样病变等,B 超、CT 等影像学检查可提供鉴别线索。

3.胆总管结石

可表现为高热、黄疸、腹痛,超声等影像学检查可以鉴别,但有时胆囊结石可与胆总管结石并存。

4.消化性溃疡性穿孔

多有溃疡病史,腹痛发作突然并很快波及全腹,腹壁呈板状强直,腹部 X 线平片可见膈下游离气体。较小的十二指肠穿孔,或穿孔后很快被网膜包裹,形成一个局限性炎性病灶时,易与急性胆囊炎混淆。

5.内科疾病

一些内科疾病如肾盂肾炎、右侧胸膜炎、肺炎等,亦可发生右上腹疼痛症状,若注意分析不难获得正确的诊断。

三、治疗

(一)一般治疗

饮食宜清淡,防止急性发作,对无症状的胆囊结石应定期 B 超随诊;伴急性炎症者宜进食,注意维持水、电解质平衡,并静脉应用抗生素。

(二)药物治疗

溶石疗法服用鹅去氧胆酸或熊去氧胆酸对胆固醇结石有一定溶解效果,主要用于胆固醇结石。但此种药物有肝毒性,服药时间长,反应大,价格贵,停药后结石易复发。其适应证为:胆囊结石直径在 2 cm 以下;结石为含钙少的 X 线能够透过的结石;胆囊管通畅;患者的肝脏功能正常,无明显的慢性腹泻史。目前多主张采取熊去氧胆酸单用或与鹅去氧胆酸合用,不主张单用鹅去氧胆酸。鹅去氧胆酸总量为15 mg/(kg·d),分次口服。熊去氧胆酸为 8~10 mg/(kg·d),分餐后或晚餐后 2 次口服。疗程 1~2 年。

(三)手术治疗

对于无症状的静止胆囊结石,一般认为无须施行手术切除胆囊。但有下列情况时,应进行手术治疗:①胆囊造影胆囊不显影;②结石直径超过 3 cm;③并发糖尿病且在糖尿病已控制时;④老年人或有心肺功能障碍者。

腹腔镜胆囊切除术适于无上腹创伤及手术史者,无急性胆管炎、胰腺炎和腹膜炎及腹腔脓肿的患者。对并发胆总管结石的患者应同时行胆总管探查术。

1.术前准备

择期胆囊切除术后引起死亡的最常见原因是心血管疾病。这强调了详细询问病史发现心绞痛和仔细进行心电图检查注意有无心肌缺血或以往心肌梗死证据的重要性。此外还应寻找脑血管疾病特别是一过性缺血发作的症状。若病史阳性或有问题时应做非侵入性颈动脉血流检查。此时对择期胆囊切除术应当延期,按照指征在冠状动脉架桥或颈动脉重新恢复血管流通后施行。除心血管病外,引起择期胆囊切除术后第二位的死亡原因是肝胆疾病,主要是肝硬化。除术中出血外,还可发生肝衰竭和败血症。自从在特别挑选的患者中应用预防性措施以来,择期胆囊切除术后感染中毒性并发症的发生率已有显著下降。慢性胆囊炎患者胆汁内的细菌滋生率占10%～15%;而在急性胆囊炎消退期患者中则高达 50%。细菌菌种为肠道菌如大肠埃希菌、产气克雷伯杆菌和粪链球菌,其次也可见到产气荚膜杆菌、类杆菌和变形杆菌等。胆管内细菌的发生率随年龄而增长，故主张年龄在 60 岁以上、曾有过急性胆囊炎发作刚恢复的患者，术前应预防性使用抗生素。

2.手术选择

对有症状胆石症已成定论的治疗是腹腔镜胆囊切除术。虽然此技术的常规应用时间尚短，但是其结果十分突出，以致仅在不能施行腹腔镜手术或手术不安全时，才选用开腹胆囊切除术，包括无法安全地进入腹腔完成气腹，或者由于腹内粘连，或者解剖异常不能安全地暴露胆囊等。外科医师在遇到胆囊和胆管解剖不清及遇到止血或胆汁渗漏而不能满意地控制时，应当及时中转开腹。目前，中转开腹率在 5% 以下。

(四)其他治疗

体外震波碎石适用于胆囊内胆固醇结石，直径不超过 3 cm，且胆囊具有收缩功能。治疗后部分患者可发生急性胆囊炎或结石碎片进入胆总管而引起胆绞痛和急性胆管炎，此外碎石后仍不能防止结石的复发。因并发症多，疗效差，现已基本不用。

四、护理措施

(一)术前护理

1.饮食

指导患者选用低脂肪、高蛋白质、高糖饮食。因为脂肪饮食可促进胆囊收缩排出胆汁，加剧疼痛。

2.术前用药

严重的胆石症发作性疼痛可使用镇痛剂和解痉剂，但应避免使用吗啡，因吗啡有收缩胆总管的作用，可加重病情。

3.病情观察

应注意观察胆石症急性发作患者的体温、脉搏、呼吸、血压、尿量及腹痛情况，以及时发现有无感染性休克征兆。注意患者皮肤有无黄染及粪便颜色变化，以确定有无胆管梗阻。

(二)术后护理

1.症状观察及护理

定时监测患者生命体征的变化，注意有无血压下降、体温升高及尿量减少等全身中毒症状,以及时补充液体,保持出入量平衡。

2.T形管护理

胆总管切开放置 T 形管的目的是为了引流胆汁,使胆管减压:①T 形管应妥善固定,防止扭曲、脱落;②保持 T 形管无菌,每天更换引流袋,下地活动时引流袋应低于胆囊水平,避免胆汁回流;③观察并记录每天胆汁引流量、颜色及性质,防止胆汁淤积引起感染;④拔管:如果 T 形管引流通畅,胆汁色淡黄、清澄、无沉渣且无腹痛无发热等症状,术后 10～14 天可夹闭管道。开始每天夹闭 2～3 小时,无不适可逐渐延长时间,直至全天夹管。在此过程中要观察患者有无体温增高,腹痛,恶心,呕吐及黄疸等。经 T 形管造影显示胆管通畅后,再引流 2～3 天,以及时排出造影剂。经观察无特殊反应,可拔除 T 形管。

3.健康指导

少油腻、高维生素、低脂饮食。烹调方式以蒸煮为宜,少吃油炸类的食物。进行适当体育锻炼,提高机体抵抗力。

第六章　骨科疾病护理

第一节　腱鞘炎和腱鞘囊肿

一、概述

腱鞘炎系指腱鞘因机械性摩擦而引起的慢性无菌性炎症改变。常发部位是手指或拇指屈肌纤维腱鞘起始部、桡骨茎突处拇短伸肌腱及拇长展肌腱的腱鞘，以及肱二头肌长头腱的腱鞘。而屈指肌腱腱鞘炎又称"扳机指"，任何手指均可发生，但多发于拇指、中指、环指。腱鞘囊肿是常发生于关节附近的囊性肿物，囊肿可单独存在或几个连在一起，多见于腕、踝关节背侧面，其他如腕关节掌侧，指、趾背面与掌面及膝关节侧面与腘窝等部位也可发生。

二、治疗原则

(一)非手术治疗

腱鞘炎采取限制手部活动、理疗、药物治疗、腱鞘内封闭术。腱鞘囊肿采用理筋手法、药物治疗、针灸治疗、注射疗法。

(二)手术治疗

腱鞘炎采用腱鞘切开松解术，适用于反复发作或封闭无效者。腱鞘囊肿采取囊肿摘除术，适用于多次复发者。

三、护理措施

(一)禁止反复活动

发生腱鞘炎和腱鞘囊肿后禁止发病部位的反复活动，以减轻对病灶的进一步刺激。

(二)观察病情变化

手术治疗后,患肢抬高,观察局部肿胀、患肢末梢血液循环、感觉、运动情况,发现异常及时报告医师并处理。

四、功能锻炼

腱鞘炎和腱鞘囊肿多发于关节部位,术后长时间的制动,会导致关节的强直,故术后第 2 天开始练习自主屈伸活动,活动时往往由于剧痛而使患者缺乏勇气和信心,医护人员应耐心解释,鼓励患者忍受一定的疼痛,坚持锻炼,才能获得良好的治疗效果。练习屈伸活动时,先被动活动 1 次,使关节活动度尽量加大,然后进行主动活动。术后 2～4 天内主动活动次数不宜过多,4 天后逐渐增加次数和时间。伤口拆线后,配合理疗,如外洗药熏洗,超短波等。

五、出院指导

(1)讲究卫生,养成良好的卫生习惯。

(2)继续加强功能锻炼。避免患肢重复同一个可能诱发本病的动作。

(3)定期复查。

第二节　肩关节周围炎

一、概述

肩关节周围炎又称"五十肩""冻结肩""漏肩风",属中医肩痹、肩凝等范畴,是肩关节周围肌肉、肌腱滑液囊及关节囊的慢性损伤性炎症,以肩部疼痛、肩关节活动受限或僵硬等为临床特征。肩周炎的发生与发展大致可分为急性期、粘连期、缓解期。①急性期:病程约 1 个月,主要表现为肩部疼痛,肩关节活动受限,但有一定的活动度。②粘连期:病程 2～3 个月,本期患者疼痛症状已明显减轻,主要表现为肩关节活动严重受限,肩关节因肩周软组织广泛性粘连,活动范围极小,以外展及前屈运动时,肩胛骨随之摆动而出现耸肩现象。③缓解期:病程 2～3 个月,患者疼痛减轻,肩关节粘连逐渐消除而恢复正常功能。

二、治疗原则

主要采取非手术治疗。治疗方法：推拿、中药熏洗、封闭、理疗、小针刀、针灸、药物治疗、功能锻炼。

三、护理措施

(一)心理护理

肩周炎因病程长，患者畏痛而不敢活动，首先护理人员以亲切的语言同患者交谈，介绍肩周炎的发生发展及形成机制，使患者对自己的病情有所了解，鼓励患者树立战胜疾病的信心，积极配合治疗护理。

(二)侵入性治疗的护理

环境宜保持温暖，防止局部暴露受凉，同时要严格消毒，防止感染，注意观察患者面色、神志，防止晕针。封闭、针刺后 24 小时以内不宜熏洗，小针刀治疗1 周内局部保持干燥。熏洗时，按中药熏洗护理常规护理。

四、功能锻炼

护士亲自示范讲解，教会患者主动行肩关节功能锻炼的方法，与患者一起制定锻炼计划和工作量。

(一)手指爬墙

双足分开与肩同宽面向墙壁或侧向墙壁站立，在墙壁画一高度标志，用患手指沿墙徐徐上爬。使上肢抬举到最大限度，然后沿墙回位，反复进行。每天 2～3 次，每次 10～15 分钟。

(二)手拉滑车

患者坐位或站立，双手拉住滑轮上绳子的把手，以健肢带动患肢，慢慢拉动绳子一高一低，两手轮换进行，逐渐加力，反复运动 5～10 分钟。

(三)弯腰划圈

两足分开与肩同宽站立，向前弯腰，上肢伸直下垂做顺逆时针方向划圈，幅度由小到大，速度由慢到快，每天 2 次，每次 5～10 分钟。

(四)其他

梳头，摸耳，内收探肩，后伸揉背，外展指路。

五、出院指导

(1)继续肩部功能锻炼，预防关节粘连，防止肌肉萎缩。

（2）日常生活中注意颈肩部保暖防寒，夏季防止肩部持续吹风，避免受凉，在阴凉处过久暴露。防止过猛过快，单调重复的肩部活动，提重物，承受应力时要有思想准备，防止肩损伤。

（3）加强营养，积极锻炼身体，多晒太阳，打太极拳。做好预防保健。

第三节　肩　袖　损　伤

一、概述

肩袖为包绕于肩关节周围的冈上肌、冈下肌、小圆肌和肩胛下肌 4 块肌肉的总称，肩袖损伤指此 4 块肌肉损伤。肩袖的作用主要为参与肩关节外展、内收、上举等活动。肩袖损伤后，患者出现肩关节功能障碍，外展上举困难，出现疼痛弧。肩部疼痛或酸困不适，夜间疼痛尤甚，姿势不对时疼痛加重不能入睡，常放射至三角肌止点、大结节处及上臂中段外侧，肱二头肌肌间沟压痛。多发生于创伤后，并发有骨折或脱位。

二、治疗原则

（一）非手术治疗

肩袖不完全损伤，采用保守治疗，外展架或石膏固定于外展位，采用理疗，口服非类固醇消炎药、活血药等，1 个月后进行肩关节功能锻炼；关节镜治疗，关节镜治疗只对一些小撕裂、不全层撕裂有效。

（二）手术治疗

肩袖撕裂较重或肩袖全层断裂，或陈旧性肩袖损伤患者，采用手术切开肩袖修补术。

三、护理措施

（一）入院评估

患者入院后，认真观察患者疼痛性质、部位及肢体感觉、运动情况。

（二）心理护理

加强心理护理，了解心理所需，解除心理障碍。

(三)半卧位训练

入院后即给予患肢外展架固定,床头抬高半卧位训练,每天 2 次,1 次 30～120 分钟,以适应术后体位。

(四)中药熏洗

术前 4～7 天给予中药熏洗,将中药加水 2 000 mL 煮沸,煎 30 分钟后,取药汁放入中药熏洗机中,打开电源继续加热保持温度在 70 ℃左右。让患者仰卧在熏洗床上并充分暴露患肩,肩部用双层治疗巾覆盖,保持药液的蒸汽能充分蒸到患者的肩部。每次熏蒸30 分钟,每天 2 次。熏蒸 30 分钟后关闭电源停止加热,待药液温度在 40～45 ℃时,给患者洗患肩,在熏洗的过程中配合关节功能锻炼,活动肩关节,主动询问患者的适应程度,熏蒸时注意保持药液温度,不可过热防止烫伤皮肤,也不可过凉影响治疗效果。

(五)饮食护理

手术前尊重患者的生活习惯,建议进食高蛋白、高维生素、高纤维等易消化饮食,每天饮鲜牛奶 250～500 mL,手术当天根据麻醉方式选择进食时间,术前 4～6 小时禁食,术后第 2 天根据患者饮食习惯,宜食高维生素、清淡可口易消化食物,如新鲜蔬菜、香蕉、米粥、面条等;忌食生冷、辛辣、油腻、煎炸、腥发之食物,如辣椒、鱼、牛羊肉等。以后根据患者食欲及习惯进食高蛋白、高营养之饮食,如牛奶、鸡蛋、水果新鲜蔬菜等,中后期多食滋补肝肾之品,如动物肝脏、排骨汤、鸡汤等,注意饮食节制。

(六)体位护理

手术前 3 天指导患者进行抬肩练习,每天 2 次,每次 10～15 分钟,且可在患者平卧时于患肢下垫棉垫或软枕。手术后患者取半卧位,患肢置于外展 60°,前屈 30°,保持床铺清洁、平整,防止压伤(石膏固定者按石膏固定的护理措施)术后第 2 天下床时(石膏干后),先坐起 30 分钟,站立 2 分钟,再活动,防止因手术后体质虚弱或直立性低血压而致晕倒。

(七)病情观察

手术及石膏、外展架固定后,如发现指端严重肿胀、发绀、麻木、剧痛、发凉、桡动脉搏动异常,应及时报告医师处理。观察手术部位有无渗血情况,对于术后采用管型肩胸石膏固定的患者,观察石膏上血迹的范围是否扩大或渗血是否从石膏的边际流出。

四、功能锻炼

手术当天麻醉消失后,做伸屈手指、握拳及腕关节功能锻炼。术后第 2 天可做易筋功,主动收缩肱二头肌及前臂肌肉,做握拳、伸指、伸掌等活动。术后第 3 天开始,做掌屈背伸、上翘下钩、五指增力、左右摆掌等,活动要循序渐进,每天 2～3 次,每次 5～10 分钟。6～8 周石膏及外展架固定拆除后,进行肩、肘关节全方位功能锻炼,加大活动强度,如屈肘耸肩,托手屈肘,肘关节的屈伸活动,也可做弯腰划圈、后伸探肩等,逐渐做提重物等活动。活动要循序渐进,逐渐增加次数,以不疲劳为度。必要时做后伸探背,手指爬墙,肩关节的外展、内收、上举。

五、出院指导

(1)嘱患者加强营养,增强机体抵抗力,多食胡桃、瘦肉、骨头汤、山芋肉、黑芝麻等补肝肾强筋骨之食品。

(2)肩袖损伤保守治疗外展架固定最少 4 周,术后固定最少 6 周,固定期间勿随意调节松紧、高度,勿随意拆除。

(3)继续进行手、腕、肘部功能锻炼,持之以恒,忌盲目粗暴活动。

(4)慎起居,避风寒,保持心情愉快,生活有规律,按时用药。

(5)出院 1 周后门诊复查,不适时来诊。

(6)3 个月可恢复正常活动,并逐渐恢复工作。

第四节 颈 椎 病

一、疾病概述

(一)概念

颈椎病指因颈椎间盘退行性变及其继发性改变,刺激或压迫相邻脊髓、神经、血管和食管组织,并引起相应症状和体征。颈椎病是 50 岁以上人群的常见病,男性居多,好发部位依次为 $C_{5\sim6}$、$C_{6\sim7}$。

(二)相关病理生理

颈椎病的发生和发展必须具备以下条件:一是以颈椎间盘为主的退行性变;

二是退变的组织和结构必须对颈部脊髓或血管或神经或气管等器官或组织构成压迫或刺激,从而引起临床症状。椎间盘是无血运的组织,由于软骨板营养代谢的改变,致使髓核、纤维环发生退变。一方面退变的髓核后突,穿过破裂的纤维环直接压迫脊髓;另一方面髓核脱水使椎间隙高度降低,椎体间松动,刺激椎体后缘骨赘形成;而且椎节的松动还使钩椎关节、后方小关节突及黄韧带增生。

从病理角度看,颈椎病是一个连续的病理反应过程,可将其分为 3 个阶段:椎间盘变性阶段、骨刺形成阶段和脊髓损害阶段。

(三)病因与分类

1.病因

(1)颈椎间盘退行性变:颈椎病发生和发展的最基本原因。颈椎活动度大,随年龄增长,椎间盘逐渐发生退行性变,使椎间隙狭窄,关节囊、韧带松弛,脊柱活动时稳定性下降,进一步发展引起椎体、椎间关节及其周围韧带发生变性、增生、钙化,最后致相邻脊髓、神经、血管受到刺激或压迫。

(2)先天性颈椎管狭窄:颈椎管的矢状内径对颈椎病的发病有密切关系。椎管矢状内径＜正常(14～16 mm)时,即使退行性变比较轻,也可产生临床症状和体征。

(3)损伤:急性损伤可使原已退变的椎体,椎间盘和椎间关节损害加重而诱发颈椎病;慢性损伤可加速其退行性变的过程。

2.分型

根据受压部位的临床表现不同,一般分为 4 类。但有些患者以某型为主,同时伴有其他型的部分表现,称为复合型颈椎病。

(1)神经根型颈椎病:在颈椎病中发病率最高,占 50％～60％,是由于椎间盘向后外侧突出,致钩椎关节或椎间关节增生、肥大,刺激或压迫单侧或双侧神经根所致。

(2)脊髓型颈椎病:占颈椎病的 10％～15％。由于后突的髓核、椎体后缘的骨赘、增生肥厚的黄韧带及钙化的后纵韧带等压迫或刺激脊髓所致。

(3)椎动脉型颈椎病:由于颈椎横突孔增生狭窄、颈椎稳定性下降、椎间关节活动移位等直接压迫或刺激椎动脉,使椎动脉狭窄或痉挛,造成椎-基底动脉供血不足所致。

(4)交感神经型颈椎病:由于颈椎各种结构病变的刺激或压迫颈椎旁的交感神经节后纤维所致。

（四）临床表现

根据颈椎病的类型可有不同表现。

1.神经根型颈椎病

（1）症状：患者常先有颈痛及颈部僵硬，短期内加重并向肩部及上肢放射。用力咳嗽、打喷嚏及颈部活动时疼痛加剧。皮肤可有麻木、过敏等感觉改变；上肢肌力减退、肌萎缩，以大小鱼际肌和骨间肌最为明显，手指动作不灵活。

（2）体征：颈部肌痉挛，颈肩部有压痛，颈部和肩关节活动有不同程度受限。上肢肌腱反射减弱或消失，上肢牵拉试验阳性。

2.脊髓型颈椎病

（1）症状：手部麻木，运动不灵活，特别是精细活动失调、握力减退、下肢无力、步态不稳、有踩棉花样的感觉、躯干有紧束感等；后期出现大小便功能障碍，表现为尿频或排尿、排便困难。

（2）体征：肌力减退，四肢腱反射活跃或亢进，腹部反射、提睾反射和肛门反射减弱或消失。Hoffmann 征、髌阵挛及 Babinski 征等阳性。

3.椎动脉型颈椎病

（1）症状。①眩晕：最常见，多伴有复视、耳鸣、耳聋、恶心呕吐等症状，头颈部活动或姿势改变可诱发或加重眩晕。②猝倒：本型特有的症状，表现为四肢麻木、软弱无力而跌倒，多在头部突然活动后姿势改变时发生，倒地后再站立起来可继续正常活动。③头痛：表现为发作性胀痛，以枕部、顶部为主，发作时可有恶心、呕吐、出汗、流涎、心慌、憋气及血压改变等自主神经功能紊乱症状。

（2）体征：颈部疼痛，活动受限。

4.交感神经型颈椎病

表现为一系列交感神经症状。①交感神经兴奋症状，如头痛或偏头痛、视物模糊、眼球胀痛、耳鸣、听力下降、心前区疼痛、心律失常、血压升高等。②交感神经抑制症状，如畏光、流泪、头晕、眼花、血压下降等。

（五）辅助检查

1.影像学检查

（1）X线检查：神经根型颈椎病患者和脊髓型颈椎病患者，X线正侧位摄片可显示颈椎生理前凸减小、消失或反常，椎间隙变窄，椎体后缘骨赘形成，椎间孔狭窄。

（2）脊髓造影、CT、MRI：可显示颈椎间盘突出，颈椎管矢状径变小，脊髓受压情况。

2.实验室检查

脑脊液动力学试验：脊髓型颈椎病患者显示椎管有梗阻现象。

（六）治疗原则

神经根型、椎动脉型和交感型颈椎病以非手术治疗为主；脊髓型颈椎病由于疾病自然史逐渐发展使症状加重，故确诊后应及时行手术治疗。

1.非手术治疗

原则是去除压迫因素，消炎止痛，恢复颈椎稳定性。

（1）颌枕带牵引：取坐位或卧位，头前屈 10°左右，牵引重量 2～6 kg，每天2 次，每次1～1.5 小时，也可作持续牵引，每天 6～8 小时，2 周为 1 个疗程。脊髓型颈椎病一般不宜作此牵引。

（2）颈托或颈领：限制颈椎过度活动。如充气型颈托除可固定颈椎，还有牵张作用。

（3）推拿按摩：可减轻肌痉挛，改善局部血液循环。脊髓型颈椎病不宜采用此疗法。

（4）理疗：采用热疗、磁疗、超声疗法等，可改善颈部血液循环，促进局部水肿消退和肌肉松弛。

（5）药物治疗：目前无治疗颈椎病的特效药物，所用药物皆属对症治疗，如非甾体抗炎药、肌松弛剂及镇静剂等。

2.手术治疗

手术治疗适用于诊断明确，且出现以下情况时考虑手术。①保守治疗半年无效或影响正常生活和工作。②神经根性剧烈疼痛，保守治疗无效。③上肢某些肌肉、尤其手内在肌无力、萎缩，经保守治疗 4～6 周后仍有发展趋势。

手术的目的是通过切除对脊髓、神经造成压迫的组织、骨赘、椎间盘和韧带，或椎管扩大成形，使脊髓和神经得到充分减压；或通过植骨，内固定行颈椎融合，获得颈椎稳定性。手术可分前路、前外侧和后路手术。常用的术式有颈椎间盘摘除、椎间植骨融合术、前路侧方减压术、颈椎半椎板切除减压或全椎板切除术、椎管成形术等。

二、护理评估

(一)术前评估

1.健康史

(1)一般情况:了解患者的性别、年龄、职业、营养状况、生活自理能力、大小便情况等。

(2)既往史:有无颈肩部急慢性损伤和肩部长期固定史,以往的治疗方法和效果。以往是否有高血压,以及病糖尿病等病史。

(3)家族史:家中有无类似病史。

2.生命体征(T、P、R、BP)

按护理常规监测生命体征。

3.患者主诉

有无颈肩痛,肢体麻木、无力,大、小便障碍等症状。

4.相关记录

疼痛部位及程度,疼痛与活动、体位有无明显关系,有无颈部活动受限,四肢感觉运动情况等。有无眩晕、头痛、视物模糊、耳鸣、心跳加速或猝倒等,导致症状加重或减轻的因素。

(二)身体评估

1.术前评估

(1)视诊:观察步态有无跛行、摇摆步态等;椎旁皮肤有无红肿、破损;脊柱有无畸形。

(2)触诊:棘突、椎旁有无压痛,评估患者躯干、四肢感觉功能。

(3)叩诊:局部有无叩击痛,肢体腱反射。

(4)动诊:颈椎及肢体活动度、肌力、肌张力情况,观察对比双侧有无差异。

(5)特殊试验:臂丛牵拉试验、压颈试验、椎间孔挤压、分离试验,病理征(Hoffmann 征、Babinski 征等)。

2.术后评估

(1)视诊:手术切口、步态。

(2)触诊:评估患者躯干、四肢感觉功能。

(3)叩诊:四肢腱反射。

(4)动诊:肢体肌力、肌张力情况。

(三)心理-社会评估

患者及家属对该病的认识、心理状态,有无焦虑及焦虑的原因,家庭及社会对患者的支持程度。

(四)辅助检查阳性结果评估

X线片显示颈椎曲度改变、椎间隙变窄、椎间孔狭窄等。CT、MRI显示椎间盘突出的部位、程度及与有无神经根受压。

(五)治疗效果的评估

1.非手术治疗评估要点

(1)病史评估:了解与患者相关的情况,例如职业、有无外伤、发病时间、治疗经过等。

(2)影像资料评估:查看CT、MRI,了解椎管形态、观察颈椎间盘突出、颈椎管狭窄、脊髓受压情况。

2.手术治疗评估要点

(1)心理评估:向患者介绍与疾病相关的知识,说明手术的重要性,解释手术的方式、术前术后的配合事项及目的,耐心解答问题,消除不良心理,使其增加战胜疾病的信心,积极配合治疗。

(2)既往史:了解患者全身的情况,是否有心脏病、高血压、糖尿病等,如有异常积极治疗,减少术后并发症的发生。

(3)疼痛评估:评估患者疼痛诱发因素、部位、性质、程度和持续时间,并进行疼痛评分。

(4)神经功能评估:严密观察四肢感觉运动及会阴部神经功能情况,并进行术前术后对比,可了解神经受压症状有无改善或加重。

三、护理诊断(问题)

(一)低效型呼吸型态

其与颈髓水肿、植骨块脱落或术后颈部水肿有关。

(三)有受伤害的危险

其与肢体无力及眩晕有关。

(三)潜在并发症

术后出血、脊髓神经损伤。

(四)躯体活动障碍

其与颈肩痛及活动受限有关。

四、主要护理措施

(一)术前护理

1.心理护理

向患者解释病情,告知其治疗的周期较长,术后恢复可能需要数月甚至更长时间,让患者做好充分的思想准备。对患者焦虑的心情表示理解,向患者介绍治疗方案及手术的必要性、手术目的及优点、目前医院的医疗护理情况和技术水平,使其产生安全感,愉快地、充满信心的接受手术。重视社会支持系统的影响,尤其是亲人的关怀和鼓励。

2.术前训练

(1)呼吸功能训练:术前指导患者练习深呼吸、行吹气泡或吹气球等训练,以增加肺的通气功能。

(2)气管食管推移训练:适用于颈椎前路手术患者。指导患者用自己的2～4指插入切口侧的内脏鞘与血管神经鞘间隙处,持续将气管、食管向非手术侧推移。用力要缓和,如出现头晕、恶心、呕吐等不适,可休息后再继续。

(3)俯卧位训练:适用于后路手术的患者,以适应术中长时间俯卧位并预防呼吸受阻。开始每次30～40分钟,每天3次;以后逐渐增至每次3～4小时,每天1次。

3.安全护理

患者存在肌力下降致四肢无力时,应防烫伤和跌倒,指导患者不要自行倒开水,穿防滑鞋,在干燥地面、有人陪同的情况下行走。

(二)术后护理

1.密切监测生命体征

注意呼吸频率、深度的改变,脉搏节律、速率的改变,保持呼吸道通畅,低流量给氧。呼吸困难是前路手术最危急的并发症,多发生在术后1～3天内。因此,颈椎手术患者床旁应常规准备气管切开包。

2.体位护理

行内固定植骨融合的患者,加强颈部制动。患者取平卧位,颈部稍前屈,两侧颈肩部置沙袋以固定头部,侧卧位时枕与肩宽同高,在搬动或翻身时,保持头、颈和躯干在同一平面上,维持颈部相对稳定。下床活动时,需行头颈胸支架固定颈部。

3.并发症的观察与护理

(1)术后出血:注意观察生命体征、伤口敷料及引流液。如24小时出血量超过200 mL,检查是否有活动性出血;若引流量多且呈淡红色,考虑脑脊液漏发生,以及时报告医师处理。注意观察颈部情况,检查颈部软组织张力。若发现患者颈部明显肿胀,并出现呼吸困难、烦躁、发绀等表现时,报告并协助医师剪开缝线、清除血肿。若血肿清除后,呼吸仍不改善应实施气管切开术。

(2)脊髓神经损伤:手术牵拉和周围血肿压迫均可损伤脊髓及神经,患者出现声嘶、四肢感觉运动障碍及大小便功能障碍。手术牵拉所致的神经损伤为可逆的,一般在术后1～2天内明显好转或消失;血肿压迫所致的损伤为渐进的,术后应注意观察,以便及时发现问题并处理。

(3)植骨块脱落、移位:多发生在术后5～7天内,系颈椎活动不当时椎体与植骨块间产生界面间的剪切力使骨块移位、脱落。所以,颈椎术后应重视体位护理。

4.功能训练

指导肢体能活动的患者做主动运动,以增强肢体肌肉力量;肢体不能活动者,病情许可时,协助并指导其做各关节的被动运动,以防肌肉萎缩和关节僵硬。一般术后第1天,开始进行各关节的主被动功能锻炼;术后3～5天,引流管拔出后,可戴支架下地活动,坐位和站立位平稳训练及日常生活能力的训练。

(三)健康教育

1.纠正不良姿势

在日常生活、工作、休息时注意纠正不良姿势,保持颈部平直,以保护头、颈、肩部。

2.保持良好睡眠体位

理想的睡眠体位应该是使头颈部保持自然仰伸位、胸部及腰部保持自然曲度、双髋及双膝略呈屈曲,使全身肌肉、韧带及关节获得最大限度的放松和休息。

3.选择合适枕头

以中间低两端高、透气性好、长度超过肩宽10～16 cm、高度以颈部压下一拳头高为宜。

4.避免外伤

行走或劳动时注意避免损伤颈肩部。一旦发生损伤,尽早诊治。

5.加强功能锻炼

长期伏案工作者,宜定期远视,以缓解颈部肌肉的慢性劳损。

五、护理效果评估

(1)患者维持正常、有效的呼吸。

(2)患者安全,未发生眩晕和意外伤害、能陈述预防受伤的方法。

(3)患者术后未发生相关并发症,或并发症发生后得到及时的治疗处理。

(4)患者肢体感觉和活动能力逐渐恢复正常。

第七章　肛肠科疾病护理

第一节　溃疡性结肠炎

溃疡性结肠炎是一种病因不明的直肠和结肠慢性非特异性炎症性疾病。病变主要累及直肠和结肠的黏膜、黏膜下层,病变范围可分为仅累及直肠的溃疡性直肠炎、累及脾曲远端的左半结肠炎和累及结肠脾曲近端的广泛结肠炎。临床表现为腹泻、黏液脓血便和腹痛,病情轻重不一,呈反复发作的慢性病程,常有肠外表现及全身症状,有恶变的可能。治疗目标是诱导并维持临床缓解及黏膜愈合,防止并发症,改善患者生活质量。本病与克罗恩病统称为炎症性肠病。

一、病因与发病机制

病因及发病机制至今尚不明确,有多种学说。目前比较一致的看法是本病与遗传和免疫因素有关,加上环境因素(如感染因素、精神心理因素、饮食药物因素)为其诱因。具有易感基因的人群在多种环境因素的共同作用下,肠道及机体免疫系统产生持续的、不可逆转的、过激的免疫应答,从而损伤消化道。在病理观察上可以发现,病变主要位于大肠,呈连续性、弥漫性分布。病变一般局限于黏膜和黏膜下层,少数重症者可累及肌层。病变早期肠黏膜呈弥漫性炎症反应,出现弥漫性充血及水肿,表面颗粒状、脆性增加、触之出血。以后在肠腺隐窝底部大量中性粒细聚集形成小的隐窝脓肿,若出现融合、破溃后黏膜将出现浅小的溃疡,继而融合成不规则的大片溃疡。黏膜不断重复被破坏、修复形成炎性息肉、瘢痕,严重的还能使肠腔变性缩短、结肠袋消失、肠腔狭窄。少数患者可发生结肠癌变,且以程度较高的未分化型多见。

二、临床表现

溃疡性结肠炎患者多数起病缓慢而隐匿,少数急性起病,偶见急性或暴发性起病。病程长,呈慢性经过,常常表现为发作期和缓解期交替,少数患者症状可持续并逐级加重。

(一)肠道症状

1.腹泻和黏液脓血便

黏液脓血便是溃疡性结肠炎活动性的重要表现。排便次数和便血程度反映病情严重程度。轻者为每天 0~4 次便血,且无中毒症状;中度为每天 4~6 次便血,伴轻微中毒症状;重度为每天 6 次以上便血,且伴明显的中毒症状,如发热、心动过速、贫血、血沉增高等。粪质也与病情轻重有关,多数为糊状,重度可为脓血便或血便。

2.腹痛

轻者隐痛,活动期有轻或中度腹痛,表现为左下腹或下腹的阵痛,亦可以涉及全腹。有腹痛-便意-便后缓解的规律,常有里急后重及肛门下坠感。若并发中毒性巨结肠或腹膜炎,则有持续性剧烈腹痛等急腹症表现。

3.其他症状

可有腹胀、食欲缺乏、恶心、呕吐等。

(二)全身症状

中、重度溃疡性结肠炎患者可伴有低热或中度发热,或者存在并发症、急性暴发则出现高热,病程长者还有可能出现消瘦、贫血、衰弱、营养不良、低蛋白血症、水电解质紊乱等表现。

(三)肠外表现

部分患者可以在口腔黏膜、皮肤、关节、眼等位置出现肠外表现,包括口腔黏膜溃疡、结节性红斑、外周关节炎、坏疽性脓皮病、虹膜睫状体炎等。

(四)并发症

贫血为溃疡性结肠炎常见并发症,部分患者可出现肠道息肉、肠腔狭窄、癌变等并发症,严重的并发症有中毒性巨结肠、肠穿孔、下消化道出血。

(五)体征

慢性病容,轻型患者左下腹有轻压痛,部分患者可触及痉挛或肠壁增厚的乙状结肠或降结肠。重型和暴发型者可有明显腹胀、腹肌紧张、腹部压痛及反跳痛。

三、辅助检查

辅助检查主要有实验室检查、结肠镜、X线钡剂灌肠检查等手段。

(一)实验室检查

对于溃疡性结肠炎的诊断,目前缺乏有效的血清学或基因型标志物。它主要常规行血常规、粪常规、粪培养及粪便钙卫蛋白、肝功能、电解质、C反应蛋白和血沉等检查。粪常规和粪培养应多次检查,粪便钙卫蛋白是用来鉴别肠易激综合征与炎症性肠病的一项检测手段,也是炎症性肠病活动性的一项指标。C反应蛋白和血沉也是溃疡性结肠炎活动性和疗效评价的有效指标。其中粪便钙卫蛋白检测价值优于C反应蛋白和血沉。

(二)结肠镜检查

结肠镜检查并活检是溃疡性结肠炎诊断的主要依据。镜下可见病变肠黏膜弥漫性充血、水肿,粗糙呈现颗粒状、血管纹理模糊不清、质脆易出血;甚至还可以在病变处看到弥漫性或多发性浅溃疡、假息肉形成、结肠袋变钝或消失。黏膜活检呈炎症性反应,隐窝脓肿形成,杯状细胞变小。

(三)X线钡剂灌肠检查

黏膜皱襞粗乱或有细颗粒变化,也可呈多发龛影或小的充盈缺损;结肠袋消失可呈管状;对重型或急性暴发型不做此检查,防止加重病情或诱发中毒性巨结肠。

四、治疗要点

该病的临床治疗以内科为主,包括药物治疗、营养治疗和心理治疗,目的是控制急性发作、维持缓解、减少复发、防治并发症;对于合并消化道大出血、肠穿孔、并发结肠癌等手术适应证则可进行外科手术治疗。

(一)一般治疗

(1)活动期应充分休息。即使是在缓解期,适度的休息也很必要。同时放松心情,减轻焦虑等不利于疾病治疗的情绪。

(2)合理饮食以清淡易消化饮食为主,患者若有食物过敏或不耐受,应注意避免变应原刺激肠道。

(3)对于溃疡性结肠炎患者,营养治疗能够增加患者免疫力,改善营养状况,提高生活质量。故应评估患者营养状况,以及时给予合理的营养治疗。病情进展加重期则应禁食,给予肠外营养支持。

(二)药物治疗

1.氨基水杨酸制剂

柳氮磺胺吡啶是治疗本病的常用药物,适用于轻型、中型或重型经糖皮质激素治疗已有缓解患者。用药方法:活动期 4～6 g/d,分 4 次口服,病情缓解后逐步减量至 2 g/d,分次口服,维持1～2 年。柳氮磺胺吡啶在结肠中被细菌分解成5-氨基水杨酸和磺胺吡啶,5-氨基水杨酸是活性成分,可抑制自然杀伤细胞活性、抑制抗体、白三烯及前列腺素样物质生成及清除氧自由基等,但对磺胺过敏者慎用,长期服药可发生恶心、呕吐、药疹、药物热、白细胞减少等不良反应。也可用其他氨基水杨酸制剂,如美沙拉嗪、奥沙拉嗪、巴柳氮等,5-氨基水杨酸亦有灌肠剂和栓剂,其中灌肠剂适用于病变局限于直肠乙状结肠者,栓剂适用于局限于直肠者。

2.糖皮质激素

适用于急性发作期,是中到重度溃疡性结肠炎诱导缓解的有效药物,但是不能用于疾病的维持治疗。口服和直肠联合给药效果优于单一给药方法。常用药物有泼尼松、琥珀氢化可的松、甲泼尼龙等,待病情稳定、缓解后逐步减量至停药,需注意停药反跳,减药期间可以使用氨基水杨酸制剂逐步接替激素治疗。

3.免疫抑制剂

适用于对糖皮质激素治疗效果不佳或者对皮质激素治疗依赖的慢性持续型病例,或缓解期溃疡性结肠炎的维持缓解治疗,以及术后预防复发。常用药物有硫唑嘌呤、巯嘌呤。

(三)外科手术治疗

外科手术治疗适用于当患者并发大出血、肠穿孔、中毒性巨结肠、难以忍受的结肠外症状,以及癌变者;或病情慢性且持续、反复发作,经内科治疗效果不理想严重影响生活质量患者。

五、护理评估

(一)患者的健康史与相关因素

评估患者的家族史;首次出现症状的时间、以往检查、治疗经过及用药情况、有无药物过敏史;症状是逐渐加重还是持续存在,复发的时间及诱因;是否吸烟、饮酒及吸烟饮酒对排便次数的影响,询问患者饮食习惯及饮食过敏史、排泄形态、生活习惯、工作经历及工作压力是否会造成不适症状,腹泻与腹痛对睡眠有无影响;本次发病时有无劳累、饮食失调、精神刺激等诱因。

(二)临床症状评估与观察

1.腹泻

腹泻发生的诱因、发生的时间、排便次数和量,粪便的性状、气味和颜色,病程长短,有无腹痛及疼痛的部位,有无里急后重、恶心、呕吐、发热、口渴、疲乏无力等伴随症状。

2.腹痛

腹痛的部位、性质和程度,腹痛与排便的关系,腹痛时有无缓解疼痛的方法,有无腹胀、食欲缺乏、恶心、呕吐等其他症状。

3.其他症状

观察患者的神志、生命体征、尿量、皮肤弹性、肛周皮肤状况,有无口渴、脱水、皮肤弹性减弱、乏力、心悸、水、电解质及酸碱平衡失调的表现;评估患者的营养状况,有无消瘦、贫血的体征;腹部体征变化,腹部是否迅速胀满、有无压痛、肠鸣音消失,警惕中毒性巨结肠甚至肠穿孔的发生;有无皮疹、关节痛、虹膜睫状体炎等情况出现。

(三)辅助检查评估

1.血液检查

可有轻、中度贫血,C反应蛋白和血沉数值升高,重症患者会出现白细胞计数增高及血清蛋白及钠、钾、氯降低等。

2.粪便检查

活动期会出现潜血及黏液脓血便,通过检测粪便的白细胞、寄生虫等能排除此次发病是否合并细菌及寄生虫感染,粪便钙卫蛋白的检测结果可以直接反映炎症程度,指数较高提示病情活动。

3.纤维结肠镜检查

纤维结肠镜检查是最有价值的诊断方法,通过结肠黏膜活检,可明确病变的性质。

4.钡剂灌肠 X 线检查

为重要的诊断方法。

(四)心理-社会状况评估

评估患者的性格类型、心理承受能力;评估患者对疾病的认知及疾病对患者生活方式和工作有无影响；评估患者家属及亲友的关爱程度与亲友及家庭成员之间的关系；患者的经济状况；有无抑郁、焦虑等不良情绪出现。

六、护理诊断

(一)腹泻

与肠黏膜炎症刺激、肠蠕动增加、水钠吸收障碍、结肠运动功能失常有关。

(二)疼痛

腹痛与肠黏膜炎症反应、溃疡有关。

(三)营养失调，低于机体需要量

与长期腹泻、肠消化功能不良有关。

(四)焦虑

与病情反复迁延、治疗效果不理想有关。

(五)知识缺乏

缺乏疾病治疗护理及预防相关知识。

(六)有体液不足的危险

与肠道炎症致长期频繁腹泻有关。

(七)潜在并发症

中毒性结肠扩张、直肠结肠癌变、大出血、肠梗阻。

(八)肛周皮肤完整性受损

与排便频繁、粪便刺激、肛周皮肤护理不当有关。

(九)活动无耐力

与贫血、营养不良有关。

七、护理措施

(一)休息与环境

(1)为患者提供安静、清洁、通风良好舒适的环境，房间温湿度适宜，定时开窗通风，保持空气清新，做好手卫生及消毒隔离工作，避免医源性感染。

(2)避免过度劳累，劳逸结合。患者急性发作期或病情严重时需卧床休息，缓解期则适当休息选择合适的运动方式锻炼增强体质。长期卧床者，指导患者适度进行下肢主动、被动运动，防止微血栓引起下肢深静脉血栓形成。

(二)心理护理

(1)对于初次发病的患者,要向其讲解疾病的相关知识,如发病的诱因、治疗的药物、手段方法,心理状态、压力对疾病的影响,并对患者提出的问题进行答疑解惑,鼓励其学习解决问题的策略,使得患者能够以平和的心态面对疾病,自觉配合治疗。

(2)慢性疾病控制不佳、疾病反复、担心癌变常常会给患者带来一系列精神、经济压力,甚至出现焦虑抑郁等心理疾病。而心情抑郁、焦虑、压力大本身又是诱发疾病活动或反复的原因。与患者进行深入沟通,鼓励其讲解对疾病的体验,耐心倾听其抒发情感,适时开导。同时鼓励家属给予患者更多的关心和爱护,让患者体验到家庭的温暖和牵挂,增加自我存在的价值。

(3)及时观察患者的心理变化,以及时指导患者求助心理医师。及时的心理疏导或者适当的药物干预有助于改善症状、提高生活治疗、阻断恶性循环。

(三)病情观察及护理

(1)腹泻:观察患者大便的次数、性状、颜色、气味、时间、量,与饮食活动的关系,有无发热、腹痛,尤其需要观察大便中的黏液、脓血变化,协助患者正确留取标本及时送检验科行大便常规和细菌培养。指导患者多饮水。

(2)腹痛:观察腹痛的性质、部位、程度、出现的时间、强度及发作频率,根据其需求给予适当的疼痛控制,如采取注意力转移法、积极的语言暗示法、深呼吸训练等措施减轻患者的症状。腹痛严重者可使用解痉剂,但一定掌握适应证及剂量,防止出现中毒性巨结肠。

(3)密切观察患者生命体征变化,有无里急后重、恶心、呕吐、发热等伴随症状,有无口渴、疲乏无力、头晕、肌肉抽搐等表现,发现异常及时向医师汇报。发热患者按时监测体温,严重感染者遵医嘱应用抗生素,避免运用大量发汗的降温药。体温高于 38 ℃的患者在物理降温基础上,配合穴位按摩,取穴大椎及双侧曲池、合谷、外关,重按并左右旋转,每穴 2 分钟。

(4)并发症的观察及护理:对于急性暴发性溃疡性结肠炎及急性重症患者应警惕中毒性巨结肠、结肠穿孔、下消化道出血等并发症的发生,尤其是在患者服用可待因、地芬诺酯及阿托品等抗胆碱能药物后更要注意观察。需密切观察腹痛性质及腹部体征的变化。如果患者腹部很快膨隆,有压痛,肠鸣音减弱或消失。同时伴随高热及感染中毒症状,应立即汇报,遵医嘱安置胃肠减压,观察胃肠减压引流液颜色、量、性状,建立静脉通道,快速补充水电解质积极完善术前准备,外科手术治疗。

(四)用药护理

本病是一种慢性复发性疾病,需长期药物维持治疗防止复发,但药物长期服用会出现皮疹、粒细胞减少、肝炎、骨髓抑制、免疫抑制和诱发特异性感染等并发症。

(1)向患者及家属讲解药物用法、作用、不良反应等相关知识。嘱患者饭后半小时服药,勿空腹服药,以免诱发或加重消化性溃疡,必要时遵医嘱给予保护胃黏膜的药物。

(2)指导患者严格遵守医嘱服用柳氮磺胺吡啶、糖皮质激素、免疫抑制剂等药物不可擅自停药、减药,以防出现停药反跳现象加重病情或疾病复发。

(3)教会患者自我观察,识别药物的不良反应。观察用药期间有无如恶心、呕吐、食欲减退、皮疹、粒细胞减少等不良反应,指导患者定期监测白细胞、肝肾功能变化,定期门诊随诊出现症状立即复诊及时处理。

(4)口服中药护理:据患者的辨证分型,治则及药物的功效合理指导患者煎药及服药,通常中药汤剂宜温热饭后 30 分钟服用,每天 1 剂,每天 2 次,并密切观察服药前后腹痛、腹泻性质的改变情况。

(五)饮食护理

(1)对于腹泻腹痛严重的急性发作期患者应禁食或流质饮食,通过静脉补充要素和高营养物质,以保证患者的身体需求,减少肠道的负荷,增加患者的体抗力。病情缓解后逐步恢复饮食。对于贫血患者宜补充维生素 B_{12}、叶酸、输血,血清蛋白过低者可输清蛋白或血浆。

(2)待病情稳定后指导患者食用易消化、少纤维素、高营养低渣饮食。食物以既能满足机体代谢且不增加对肠道的刺激、利于吸收为原则。避免生、冷、硬、辛辣刺激、高纤维素食物,有过敏史的患者应减少过敏食物及损伤肠道药物的摄入。采用蒸、煮、炖,避免油炸的烹饪方法。

(六)肛周皮肤护理

患者由于频繁腹泻,肛周皮肤长期受到粪便及擦拭等刺激,易造成肛周皮肤黏膜水肿甚至破溃。每次便后应该用柔软的一次性无纺布使用温水对肛周皮肤做轻柔的擦洗,避免用力搓擦。如果肛周皮肤已经发生红肿破溃,可以使用 3M 保护膜加肛周护肤粉保持局部清洁干燥,或涂抹护臀膏等。

(七)外科围术期护理

(1)若患者出现急性手术指征,应协助患者做好相应的术前准备:协助完善相关术前检查,心电图、B超、出凝血实验等;协助患者更换清洁患者服;与手术室人员进行患者信息、药物核对后,送入手术室。

(2)术后病情观察及护理:术后严密监测生命体征,观察伤口有无渗血渗液,观察腹部体征,妥善固定引流管,保持引流通畅,观察引流液的颜色、性状及量。

(3)术后疼痛:术后评估患者疼痛情况,遵医嘱给予镇痛药物,提供安静舒适的环境,采取适宜的体位;指导患者平稳呼吸,咳嗽时用手保护切口,以减轻疼痛。

(4)术后取平卧位,生命体征平稳后取半卧位以减轻腹部切口张力和疼痛,利于术后引流;术后鼓励患者多活动,尽早下床,避免肠粘连等并发症。

(5)患者若术中造口,在住院期间应教会患者及家属造口的清洁及造口袋的更换技巧。

八、护理评价

经过治疗和护理,评价患者是否达到以下情况。

(1)保持情绪稳定,焦虑忧郁心理减轻,主动配合治疗。

(2)大便次数减少或恢复正常排便,腹痛症状减轻或缓解,肛周皮肤无红肿、破溃。

(3)使用肠外营养治疗期间患者未发生并发症,能耐受长时间输注营养液,家属学会了观察肠内营养的并发症及处理,营养状况得到改善,体重、血清蛋白等指标维持平衡。

(4)了解了溃疡性结肠炎的相关知识,能遵守良好的生活习惯,避免各种诱发与加重疾病的因素。理解定期复诊检查的重要性,发病时能及时就诊。

(5)能理解长期服药的重要性,了解药物的不良反应能够坚持长期安全的服用药物。

(6)能够及早发现或避免并发症的发生,能够理解手术的必要性,平静地接受手术,了解术前术后相关知识,并能配合治疗及护理,未发生并发症。

九、健康教育

(1)疾病知识指导:向患者介绍疾病相关知识帮助患者及家属认识并接受疾病,对溃疡性结肠炎病有客观正确的认识,不惧怕疾病但需要重视并控制好疾病,做好疾病自我管理。

（2）教会患者一些自我管理的技巧比如：做好病历的整理，按时服药、定期检查，做好饮食日记平衡饮食，劳逸结合、量力而行，记录自己每次发病的诱因治疗经过等，总结自己的治疗方法和规律，找到适合自己的炎症性肠病专科医师。

（3）生活规律，劳逸结合：腹痛腹泻严重时应卧床休息，减少体力消耗。但在疾病缓解期患者可以拥有正常的运动、工作、学习和生活。注意锻炼方式避免剧烈运动，保证足够的休息。学会调整和释放压力，可以通过将病情告知周围的亲友同事以得到周围人的理解、支持和帮助。指导患者进行轻体力锻炼，如打太极拳、练八段锦等以增强抵抗力。

（4）强调坚持长期用药的重要性：不能擅自停药、减药、漏药及随意更换药物等，以免影响治疗效果，尤其在疾病缓解期。指导患者把服药当成生活习惯，建议患者购买一个一周药盒，将药物分门别类放入其中，设置闹钟提醒自己每天在相同时间吃药。教会患者识别药物的不良反应，出现异常情况如疲乏、头痛、发热、手脚发麻、排尿不畅情况要及时就诊，以免耽误病情。

（5）指导患者正确留取检验标本，在患者留取粪潜血标本前，做好试验饮食指导，并教会其自我识别大便异常的表现，保证标本留取的及时性和有效性。

（6）指导患者及家属学会自我灌肠：告知患者灌肠过程中如何保护直肠黏膜、出现意外如何处理比如使用复方角莱酸酯软膏做润滑剂、有便意做深呼吸等。并教会患者灌肠后更换体位的方法。

（7）指导患者定期随访：在疾病活动期，建议患者每月随访1～2次，对于疾病处于稳定期的患者，一般3～6个月随访一次。内容一般包括血常规、肝肾功能、血沉、C反应蛋白、粪常规及潜血实验，必要时行粪便钙卫蛋白、内镜检查以了解用药后的效果和不良反应，以及疾病恢复情况及早发现癌变等并发症。

第二节　假膜性肠炎

假膜性肠炎是一种在应用抗生素治疗肠道或肠道外感染性疾病过程中，由于机体抵抗力下降、肠道菌群失调，从而出现新的肠道感染，主要发生于结肠的急性黏膜坏死性炎症，并覆有假膜。其主要表现为腹泻、腹痛、腹胀、发热，可伴发低蛋白血症、中毒性休克，甚至死亡。本病发病年龄多在中老年，女性多于男性。此病常见于应用抗生素治疗之后,目前已证实绝大多数患者是难辨梭状芽孢杆菌感染引起,故为医源性并发症。

一、病因与发病机制

假膜性肠炎是由于使用抗生素不当或使用化疗药物引起的肠道二重感染,主要致病菌是难辨梭状芽孢杆菌。临床上几乎所有的抗生素都可诱发此病。

难辨梭状芽孢杆菌感染的危险因素主要有以下:年龄＞65 岁、住院时间延长、暴露于抗菌药物、使用化疗药物、中性粒细胞减少症、骨髓和实体器官移植、胃肠道手术、合并炎症性肠病、感染人类免疫缺陷病毒。临床上常见于消化道肿瘤患者手术后,或继发于其他严重的全身性疾病,如败血症、糖尿病、尿毒症、心力衰竭等,使用了大量的林可霉素、克林霉素、氨苄西林、头孢菌素类抗生素等广谱抗生素,从而控制了肠道内的正常菌群,使难辨梭状芽孢杆菌得以迅速繁殖,产生大量毒素而致病。

假膜性肠炎主要发生在结肠,偶见于小肠等部位。病变肠腔扩张,腔内液体增加。病变肠黏膜的肉眼观察,可见到假膜脱落的大、小裸露区。显微镜下可见假膜系由纤维蛋白、中性粒细胞、单核细胞、黏蛋白及滑丝细胞细屑组成。黏膜固有层内有中性粒细胞、浆细胞及淋巴细胞浸润,重者腺体破坏断裂、细胞坏死。黏膜下层因炎性渗出而增厚,伴血管扩张、充血及微血栓形成。坏死一般限于黏膜层,严重病例可向黏膜下层延伸,偶有累及全层导致肠穿孔。

二、临床表现

假膜性肠炎的临床表现轻重不一,其主要症状是腹泻、腹痛、腹胀、发热。可伴发低蛋白血症、中毒性休克,甚至死亡。起病大多急骤,病情轻者仅有轻度腹泻,重者可呈暴发型,病情进展迅速。

(一)腹泻

腹泻是最主要的症状,腹泻物可呈黄绿色、蛋花样、米汤样或海蓝色稀水便,内含半透明黏膜样物(假膜),重者可解血水样便,并可排出呈肠管状的假膜。多在应用抗生素的 4～10 天或在停药后的 1～2 周,或于手术后 5～20 天发生。腹泻程度和次数不一,轻者腹泻每天 2～3 次,可在停用抗生素后自愈;重者有大量腹泻,大便每天可 30 余次,有时腹泻可持续 4～5 周,少数病例可排出斑块状假膜,血粪少见。腹泻后腹胀减轻,严重者可出现脱水征象,腹部压痛、腹肌紧张、肠胀气及肠鸣音减弱。

(二)腹痛

腹痛为较多见的症状。多位于下腹部,呈钝痛、胀痛或痉挛性疼痛,也可伴有腹胀、恶心、呕吐、发热等症状,易被误诊为急腹症。

(三)毒血症

患者表现包括心动过速、发热、谵妄,以及定向障碍等表现。重者常发生低血压、休克、严重脱水、电解质失衡及代谢性酸中毒、少尿,甚至急性肾功能不全。

三、辅助检查

(一)实验室检查

粪便涂片检查,是否发现球/杆菌比例增高(即革兰氏阳性球菌大量增多,而阴性杆菌减少)。必要时可做粪便双酶梭状芽孢杆菌毒素中和法测定,以检查有无难辨梭状芽孢杆菌毒素存在。

(二)X 线检查

腹部平片可以发现肠管胀气和液平。

(三)CT 检查

假膜性肠炎最常见的 CT 表现是结肠壁增厚(弥漫性或节段性),3～32 mm。在确定结肠病变范围方面,CT 优于肠镜,特别是严重病例不能耐受肠镜的假膜性肠炎患者。

(四)纤维结肠镜检查

可见黏膜发红、水肿,表面有斑块或已融合成的假膜。

四、治疗要点

(1)立即停用原有抗生素,轻型者停用后症状可自行缓解。

(2)对重症患者应加强对症支持疗法,纠正低蛋白血症、水电解质紊乱及酸碱失衡,纠正低血压及抗休克治疗,必要时可应用血管活性药物,严重营养不良者可予以全胃肠外营养。

(3)抗生素治疗:对于初次发病的轻、中度感染患者,甲硝唑是本病的首选治疗药物,一般用法为 200～400 mg,3～4 次/天,连服 1～2 周,95％的患者治疗有效。对于甲硝唑治疗无效、重度或复发的患者宜选择万古霉素口服治疗,该药在肠道内可达到高浓度,不宜采用静脉给药,一般用法为 0.25～0.5 g,4 次/天,连服 1～2 周,严重病例可能需要延长治疗时间。由于,甲硝唑和万古霉素可进一步破坏肠道微生态平衡,故假膜性肠炎停药后易复发,复发后再次使用仍然有效;但应注意,甲硝唑不应用作复发一次以上患者的治疗和长期治疗用药,因为其具有累积神经毒性作用的潜在危险。杆菌肽对革兰氏阳性菌有抗菌作用,可用于本病,常用剂量为 25 000 U,每天 4 次,口服 7～10 天,症状缓解与万古霉素相同,在消灭粪中病原菌方面不如万古霉素。杆菌肽的肾毒和耳毒性发生率高,不宜注射用药,但口服目前尚未发现不良反应。

(4)恢复肠道正常菌群:益生菌能明显缩短难辨梭状芽孢杆菌感染的持续时间,并且能改善患者胃肠道的不适症状,可选用含乳酸杆菌、双歧杆菌等的肠道益生菌,如双歧三联活菌、美常安等药物,这样有利于改善肠道菌群平衡,同时也有一定的治疗作用。

(5)外科手术治疗:如为暴发型病例,内科治疗无效,而病变主要在结肠,或并发肠梗阻、中毒性巨结肠,肠穿孔时,可考虑行结肠切除或改道性回肠造口。

五、护理评估

(一)患者的个人史与既往病史

评估患者年龄、性别、用药史;详细询问患者既往身体状况;尤其是近期是否有应用抗生素治疗肠道或肠道外感染性疾病的情况,治疗和护理经过,药物种类、剂量、疗效等。

(二)临床症状评估与观察

1.腹泻

轻如一般腹泻,重至严重血便。轻者每天大便 2～3 次,可在停用抗生素后自行缓解;重者有每天数次至数十次的水样便,有时可持续 4～5 周,颜色可为淡黄色、黄绿色、黑褐色,粪便中多有黏液,偶见假膜,可有血便,甚至柏油样便。

2.腹痛

腹痛为患者较为多见的症状,多位于下腹部,呈钝痛、胀痛或痉挛性疼痛,是否伴有腹胀、恶心、呕吐,查体时腹部是否出现反跳痛,注意和急腹症相鉴别。

3.其他症状

注意观察患者发热的程度、热期、热型;有无食欲减退、体重下降、脱水、口腔炎症等营养与代谢形态的改变;有无心动过速、全身软弱乏力、嗜睡、意识障碍等认知与感知形态的改变等。

(三)辅助检查

1.血液检查

白细胞计数增多,以中性粒细胞增多为主;常有低钾、低钠等电解质失常或酸碱平衡失调及低蛋白血症。

2.粪便检查

难辨梭状芽孢杆菌培养及毒素测定对诊断假膜性肠炎具有非常重要的意义。

3.结肠镜或者病理检查

提示假膜性肠炎。

4.X 线检查

腹平片可见肠管胀气和液平。

5.CT 检查

结肠壁增厚,皱襞增粗。

(四)心理-社会状况评估

评估患者的心理承受能力、性格类型;对假膜性肠炎的认识程度;是否有焦虑、恐惧心理;家属及亲友的关爱程度;及患者的经济状况。

六、护理诊断

(一)腹泻

腹泻与抗生素抑制了肠道的正常菌群,肠毒素与细胞毒素刺激肠黏膜上皮细胞,水钠分泌增加有关。

(二)腹痛

与肠道炎症及痉挛有关。

(三)体温过高

体温过高与细菌毒素引起的毒血症有关。

(四)营养失调

营养低于机体需要量与腹泻、高热、腹胀导致肠道吸收障碍有关。

(五)有体液不足的危险

危险与细菌及其毒素作用于肠道黏膜,导致腹泻引起大量体液丢失有关。

(六)活动无耐力

活动无耐力与频繁腹泻导致电解质丢失致低钾有关。

(七)有肛周皮肤完整性受损的危险

危险与腹泻有关。

(八)知识缺乏

缺乏疾病相关知识。

(九)焦虑/恐惧

焦虑/恐惧与患者腹泻、腹痛有关。

七、护理措施

(一)一般护理

1.休息

为患者提供舒适安静的环境,病室内空气清新、调节合适的温度、相对湿度。频繁腹泻、全身症状明显者应卧床休息,伴发热、疲乏无力、严重脱水者应协助患者床边排便,以减少体力消耗。

2.采取有效降温措施

通常应用物理降温方法,如用冰袋冷敷前额、腹股沟及腋窝等处或头下置冰袋。但降温时应注意,冷敷时,避免持续长时间冰敷在同一部位,以防局部冻伤。注意周围循环情况,如脉搏细速、面色苍白、四肢厥冷的患者,禁用冷敷和酒精;应用药物降温时,注意出汗、低血压等不良反应,同时注意不可在短时间内将体温降得过低,以免大汗导致虚脱。

3.肛周皮肤护理

患者由于频繁腹泻,肛周皮肤长期受到粪便及擦拭等刺激,易造成肛周皮肤黏膜水肿甚至破溃。每次便后应该用柔软的一次性无纺布使用温水对肛周皮肤动作轻柔地擦洗,避免用力搓擦。如果肛周皮肤已经发生红肿破溃,可以使用3M保护膜加肛周护肤粉保持局部清洁干燥,或涂抹护臀膏等。协助患者做好生活护理,将日常用品放置于患者随手可及的地方,定时巡视病房,满足患者各项生理需要。

4.饮食护理

腹泻频繁伴腹胀、腹痛较重者,应该给予禁食或流质饮食,静脉补充所需要的营养,让肠道得到充分休息。假膜性肠炎患者发热、腹泻,食欲下降,消化和吸收功能差,饮食应该以高热量、高蛋白、高维生素、少渣、少纤维素,易消化清淡流质或半流质饮食为原则,避免生冷、多渣、油腻或刺激性食物。少量多餐,可饮糖盐水。病情好转逐渐过渡至正常饮食。鼓励患者多喝酸奶,因为酸奶中有大量的益生菌,可以抑制致病菌生长,增强肠道黏膜屏障,益生菌还可以改善腹痛、腹胀等症状。

5.口腔护理

大量应用抗生素不但可以引起假膜性肠炎,还可以引起假膜性口腔溃疡。要观察患者口腔黏膜有无变化,要督促有自理能力的患者每天清洁口腔 2 次,经常用生理盐水漱口,减少感染机会,对不能自理的患者,护士协助做好口腔护理。

(二)心理护理

此病好发于机体免疫力低下人群,患者大多拥有基础疾病又并发假膜性肠炎。患者既担心原有疾病的治愈情况,又要承受并发症的折磨,患者难免产生焦虑、恐惧和悲观心理。因此心理护理显得尤为重要,应耐心地向患者讲解疾病的相关知识,鼓励患者树立战胜疾病的信心,稳定患者情绪,同时做好家属的思想工作,取得他们的配合,以最佳的心理状态,积极配合治疗。如果需要手术治疗应该向患者讲解手术的目的、名称,术前准备及术后注意事项,消除患者的恐惧心理。

(三)病情观察

1.腹泻

如果患者在使用抗生素的 4~10 天或在停药后的 1~2 周,或于手术后 5~20 天发生腹泻,应密切观察大便的颜色、气味、次数、性质、量,如果大便次数每天 5 次以上,粪便由黄色水酱状逐渐变为米汤样、蛋花样,应高度警惕假膜性肠炎的发生,应立刻通知医师,协助患者留取大便标本送检验科行大便常规检和细菌培养,疾病被确诊后,应注意观察粪便中假膜排出情况,有无出血等。

2.腹痛

观察患者腹痛的部位、性质、持续时间、缓解方式及腹部体征的变化,以及时发现病情变化,避免肠穿孔及中毒性巨结肠的发生。

3.严密观察体温变化

注意发热的过程、热型、持续时间、伴随症状同时观察呼吸、脉搏及血压的变化;注意发热的伴随症状及程度,根据病情确定体温测量的间隔时间。实施物理或化学降温后,评价降温的效果,观察降温过程中患者有无虚脱等不适出现。注意饮水量、饮食摄入量、尿量及治疗效果。

4.观察病情变化

护士注意观察重症患者的生命体征和意识变化。严密监测生命体征、神志、尿量,观察有无面色苍白、四肢湿冷、血压下降、脉搏细速、尿少、烦躁等休克征象,通知医师,配合抢救。

(四)用药护理

(1)根据患者的情况,严格记录出入量,同时根据血液生化检查结果,制订出合理的输液计划,使各种药液能够均匀输入,以及时调整输液的成分和数量,以防止发生水、电解质紊乱和酸碱平衡失调。

(2)掌握用药的准确时间及方法:要注意肠道微生态调节剂——益生菌药物的保存方法,以及注意服药的水温不得超过 40 ℃以保证其活性。蒙脱石散可影响其他药物的吸收,因此服用此药时应在两餐间空腹服用,同时此药不宜与微生态制剂、抗生素类同时服用,以免影响药效。

(五)做好消毒隔离,防交叉感染

做好各项消毒隔离防止交叉感染,外源性感染是假膜性肠炎的重要感染途径,确诊为假膜性肠炎后,即刻对患者进行床旁隔离。使用一次性便盆及专用量杯,患者的床单衣裤等污染物应装入专用袋,先消毒再清洗。接触患者前后应认真洗手,尤其是接触患者的分泌物、血液和大小便后。加强对家属和陪护人员的卫生宣教,做好自我防护工作。

八、护理评价

(1)体温恢复正常,腹痛症状减轻或缓解,大便次数减少或恢复正常排便。

(2)体重增加,贫血症状得到改善,患者不感到口渴,皮肤弹性良好,血压和心率在正常范围。

(3)肛周皮肤无红肿、破溃。

(4)并发症得到及时发现和处理。

(5)患者了解了假膜性肠炎的相关知识并能够予以预防,安全、有效地使用药物。

(6)患者焦虑恐惧心理减轻,感觉平静。

九、健康教育

(1)向患者及家属介绍假膜性肠炎的病因、疾病过程及预防方法。

(2)指导患者正确留取大便常规标本,做大便培养标本时,选用无菌试管,护士用无菌棉签直接从肛门内蘸取,盖严无菌试管 15 分钟内送检,以提高检查结果的阳性率。

（3）指导患者合理选择饮食，指导患者选择小米粥、胡萝卜粥、山药粥、薏米粥、瘦肉粥、蒸熟的苹果等具有止泻作用的饮食。酸奶应在冰箱内低温保存，饮用前在 40 ℃温水中间接加热，以免造成乳酸杆菌破坏。15％～60％的患者在初次治疗后可再次出现腹泻，建议患者在停药后继续饮用酸奶，以防再次腹泻，导致病情反复。

（4）指导合理用药，告知患者药物的名称、用法、用量、不良反应及使用时的注意事项，教会患者自我观察。

（5）发热期间指导指导患者多饮水，保持口腔清洁，勤刷牙。注意保持皮肤清洁，如伴有皮肤瘙痒，应避免过度抓挠、皮肤划破等，以免引起感染。出汗多时及时更换汗湿的衣物，避免再次受凉。

（6）协助患者及时更换被污染的衣裤，告知患者及家属肛周使用 3M 保护膜时，必须远离肛周皮肤15～20 cm 处按压喷洒方能在肛周形成保护膜，如果需要再次使用必须间隔30秒待干燥后再次使用。

（7）出院指导：出院后要注意休息，做好自我防护，注意腹部保暖，避免受凉，如有再次腹泻腹痛应随时就诊。

第三节　肛门周围化脓性汗腺炎

肛门周围化脓性汗腺炎是由于各种因素导致的肛周大汗腺开口发生角化性阻塞而继发的慢性复发性感染，是一种慢性蜂窝织炎样皮肤病。特点为肛周、会阴、臀部或骶尾反复出现疖肿，自行溃破或切开后形成窦道和瘘管，反复发作，病程较长，发病缓慢，常影响患者生活质量，若疏于治疗有恶变倾向。

一、病因与发病机制

中医学认为，本病多因正虚，表卫不固，肝脾二经湿热，气滞血凝，而使湿毒蕴结于肌肤而成。

人体大汗腺有较复杂的腺管，一般位于真皮深度，分布在腋下、腹股沟、阴囊、颈后、会阴部和肛门周围。分布在肛门周围的大汗腺约占 11％，这种大汗腺由毛囊发育而来。当全身或局部的汗腺分泌功能障碍，或腺管阻塞、水肿感染，即可引起化脓性汗腺炎。若多数腺体均有严重的感染，即可发生脓肿。由于肛门周围的皮下毛囊与汗腺之间有导管相通,并和淋巴管相连,炎症可沿淋巴管或导管向会阴、臀部蔓延,形成广泛性脓肿和蜂窝织炎。反复感染即造成慢性化脓性汗腺炎,在皮下形成复杂性窦道和瘘管,甚至相互连通而形成"桥形瘢痕"。致病菌主要为金黄色葡萄球菌、链球菌。本病以 20~40 岁青壮年男性为多,尤其是有吸烟习惯、糖尿病、痤疮和肥胖者易患此病,可能与雄性激素分泌异常相关,由于本病有家族高发倾向,因此可能存在遗传易感性。

二、临床表现

(一)症状和体征

1.症状

初起肛门周围皮肤表面出现单发或多发的皮下或皮内、大小不等、与汗腺毛囊位置一致的小硬结,色红肿胀时有脓液,形如疖肿,触痛明显。脓肿自溃或切开后排出黏稠糊状有臭味的脓性分泌物,反复发作,愈合与复发交替出现,逐渐形成广泛皮下窦道和瘘口融合成片,瘘口可达数个至数十个。一般全身症状较轻,若继发感染,向深部蔓延,则有发热、头痛、全身不适、白细胞计数升高、淋巴结疼痛肿大等症。病程较长的可表现为慢性病容,贫血、消瘦、低蛋白血症等。

2.体征

病变部位色素沉着,皮肤呈褐色;皮肤萎缩、变硬、肥厚,形成片状瘢痕;窦道、瘘管和小脓肿融合成片,相互连通,炎症可广泛蔓延至会阴、臀部等处。病变一般相对浅表,仅位于皮下,但极少情况下也可侵犯深部组织;一般不深入内括约肌。若伴有腋窝、乳腺等大汗腺分布处相同的感染,则更易确诊。

(二)分期

赫尔利分期。①Ⅰ期:单发或多发的孤立性脓肿形成,不伴窦道和瘢痕。②Ⅱ期:≥1 个复发性脓肿,伴有窦道形成和瘢痕。③Ⅲ期:多个窦道相互联通和广泛脓肿形成。

三、辅助检查

彩超检查可见瘘管表浅,位于皮下组织,未深及肌肉筋膜。

四、治疗要点

肛周化脓性汗腺炎的治疗,初期以抗感染治疗为主,可以局部或系统使用抗生素治疗;成脓、形成窦道或反复感染者,以手术彻底切除炎症累及的大汗腺组织为主。

(一)非手术治疗

1.抗生素的使用

抗生素可根据培养加药敏试验决定,针对软组织感染推荐的抗生素有头孢菌素类、克林霉素、青霉素、米诺环素、环丙沙星等,虽然抗生素不能治愈,但能有效缓解疼痛和减少排脓,可以对赫尔利Ⅰ期的患者起到控制感染的作用,宜早期介入。由于本病病变部位长期慢性炎症刺激,局部病灶纤维化明显,药物浸润困难,所以药敏试验不一定与临床效果一致。

2.抗雄性激素治疗

没有足够的证据支持化脓性汗腺炎患者使用抗雄激素治疗。对于疾病分期为轻、中度(赫尔利Ⅰ、Ⅱ期),抗感染治疗无效的女性患者或激素水平异常的女性患者可考虑抗雄激素治疗。

3.激素治疗

早期皮损局部使用激素软膏可以迅速缓解局部症状。大剂量抗生素控制不佳的患者可全身性使用激素,阻止硬结形成脓肿。激素治疗需要尽快减量并撤药。

4.急性炎症期

可局部应用温高渗性盐水冲洗。

(二)手术治疗

反复发作形成皮内窦道、瘘管及瘢痕时,应选择手术治疗。

1.术前准备

完善术前辅助检查:血、尿常规,凝血机制,生化等实验室检查,腹部彩色多普勒超声等影像学检查。清洁灌肠1～2次。根据病情选择腰部麻醉、硬膜外麻醉或全身麻醉,需术前禁食禁水。一般取侧卧位或折刀位。

2.手术方法

(1)急性期:可简单切开引流术。

(2)缓解期:根据病变情况,手术可一期或分期进行。

初期阶段,各病变部位范围局限且独立未融合,可将各病灶分别切开,并充分敞开引流。

病灶广泛,有感染,深达正常筋膜者可行扩创术,充分切开潜在皮下瘘管,术中将病变区瘘管全部切开,彻底搔刮管壁,术中用过氧化氢溶液冲洗。手术时充分暴露化脓性汗腺炎瘘管的基底,修剪时必须在正常组织的边缘,目的是去除可能因炎症的纤维化反应而使汗腺管道堵塞,防止病变复发。要细心检查残留的瘘管基底。任何微小的残留肉芽都应用细探针详细探查,以发现极微细的瘘管,广泛切除感染灶,开放引流,用填塞法或袋形缝合术创口Ⅱ期愈合或植皮。切除时,既要范围广泛,使窦道彻底开放,又要尽量保留皮岛或真皮小岛,以利于伤口愈合。

病灶特大者,可行广泛切除加转流性结肠造口术。造口是为了避免创口污染,并非常规,一般不轻易采用。

3.术后处理

由于本病的手术主要是扩创,故术后换药至关重要,密切观察创面,直到整个创面完全被皮肤覆盖。可选用甲硝唑、碘伏等局部换药,紫草膏等促进愈合。

4.注意事项

(1)汗腺炎的治疗必须个体化,并且涉及多学科。对于皮肤缺损大的患者可采用皮瓣移植的方法,本病对患者的心理影响也不能被医师忽视。

(2)易复发是本病的特点,尽管有多种治疗方式,复发仍然很常见。

(3)皮肤或皮下有较多窦道,故应注意探查切除,以免遗漏。切除时,既要范围广泛,切开全部瘘管,使窦道彻底开放,又要尽量保留皮岛或真皮小岛,利于伤口的愈合。

五、护理评估

(一)健康史及病因

了解患者年龄、性别、身高、体重、既往病史(肛周有反复发作的化脓性感染、破溃或切开引流史,病程持续3个月以上)、家族史、职业、生活及饮食习惯等,找出诱发疾病发生发展的因素。本病以20~40岁青壮年男性为多,尤其是有吸烟习惯、糖尿病、痤疮和肥胖者易患此病,由于本病有家族高发倾向,因此可能存在遗传易感性。

(二)身体情况

典型的症状:肛门周围可见数个甚至数十个瘘口,瘘口周围增厚、变硬,色素沉着,呈暗紫色,瘘口处瘢痕多,融合成片,以致病变区凹凸不平。

(三)心理-社会状况

由于本病发病年龄较年轻,多有痤疮和肥胖,病程较长,发病缓慢,又容易反复发作,易形成瘢痕,常影响患者生活质量,若疏于治疗有恶变倾向。给患者生活和工作带来痛苦和不适,而产生焦虑、恐惧或自卑心理。

(四)辅助检查

彩色多普勒超声检查可见瘘管表浅,位于皮下组织,未深及肌肉筋膜。

六、护理诊断

(一)疼痛

疼痛与肛周疾病或手术创伤有关。

(二)便秘

便秘与饮水或纤维素摄入量不足、惧怕排便时疼痛有关。

(三)潜在并发症

切口出血、感染等。

(四)尿潴留

尿潴留与麻醉后抑制排尿反射、切口疼痛等有关。

(五)焦虑

焦虑与病情反复、病程长、易形成瘢痕等因素有关。

(六)知识缺乏

缺少有关疾病的治疗和术后康复知识有关。

七、护理措施

(一)非手术治疗护理

1.饮食护理

高脂食物会使皮脂腺分泌过量皮脂。含糖高的食品如摄入过量,大量的糖可以转化为脂类,可加重痤疮生长。因而嘱家属为患者提供低脂、低糖、高维生素、高蛋白质饮食,并鼓励患者多饮水,多进食新鲜蔬菜、水果,避免辛辣刺激性食物。

2.养成良好排便习惯

习惯性便秘者,轻症可每天服用适量蜂蜜,重症可用缓泻药。粪便过于干结有排便困难者,可考虑灌肠通便。

3.肛周中药熏洗

可以清洁肛门,改善局部血液循环、促进炎症吸收、缓解括约肌痉挛、减轻疼痛。

4.缓解疼痛

对有剧烈疼痛的患者,可肛周使用消炎镇痛的药膏。

5.保持肛周清洁

每天便后或睡前清洗肛周。

(二)手术治疗护理

1.术前护理

(1)饮食:术前一天禁食辛辣、刺激、肥腻的食物。术前一晚18点遵医嘱服用清肠药。术前禁食10小时,禁水4小时。

(2)肠道准备:手术当天早晨给予清洁灌肠,以确保肠道清洁。

2.术后护理

(1)饮食:手术当天宜进少渣的半流质饮食,如稀饭、米粥、面条等。不宜过早饮用豆浆、牛奶,以免肠胀气不适;术后第1天可进普食,适当摄入肉、蛋等营养食物;术后第2天可进食含纤维素的蔬菜、水果。禁烟酒、辛辣刺激、肥甘食品,同时应多饮水以软化大便。

(2)保持大便通畅:48小时后鼓励患者排便,并要养成每天定时排便的习惯,保持大便通畅。便秘时,用手绕脐周顺时针按摩腹部,每天3次,每次20～30圈。有一部分患者因为害怕排便引起伤口疼痛,故通过严格控制饮食来控制排便,常因此导致营养不良使伤口愈合延迟,作为护理人员应及时发现此类患者并加以劝导,告之为控制饮食而控制排便会人为导致排便困难的后果,应顺其自然形成规律饮食、规律排便的良性循环。

(3)疼痛护理:由于肛周部血管、神经丰富,神经末梢对炎症、水肿、压力等刺激非常敏感,也和患者对疼痛的耐受性有关。要多与患者交谈,分散其注意力,如疼痛较重不能耐受者,中医疗法可给予中药熏洗、耳穴压豆、穴位按摩、理疗、中药湿敷等,必要时遵医嘱给予止痛药物。

(4)病情观察:密切观察术后情况,以及时测量血压、脉搏、呼吸及面色变化,注意创面有无渗血,敷料是否染血等。观察有无切口感染等其他并发症。如发现异常,应及时报告医师,做到及时处理。

(5)尿潴留处理:术后患者出现排尿障碍是因为麻醉、精神紧张、切口疼痛等所致,要做到心平气和,不要急躁,正常饮水。可听流水声,热敷小腹部,一般都能自行排出,如上述措施无效,可遵医嘱给予耳穴压豆。若患者腹部难忍、有急迫排尿感、膀胱充盈,小便仍未自行解出,则考虑为尿潴留,遵医嘱可导尿。

（6）换药与肛周中药熏洗：术后应保持伤口清洁，要每天换药。伤口在排便后中药熏洗，并更换敷料。护理程序为排便-清洗-熏洗-换药。

3.心理护理

在护理本病患者时，护理人员首要问题是鼓励患者主动宣泄疾病带来的各种身心压抑，用心倾听患者，主动调动患者积极性，对患者表示理解与同情。耐心向患者讲解肛门周围化脓性汗腺炎的病情及相关知识，消除或减轻患者的焦虑、恐惧、自卑心理。

八、护理评价

（1）患者疼痛是否减轻或消失。

（2）患者的排便是否正常。

（3）患者有无并发症发生或并发症得及时发现或处理。

（4）患者的排尿是否正常。

（5）患者是否发生过焦虑或焦虑减轻。

（6）患者是否了解肛门周围化脓性汗腺炎治疗和术后康复知识的方法。

九、健康教育

（1）患者应多进食新鲜蔬果，发病时禁饮酒或食辛辣刺激食物，少食厚味食物。

（2）加强局部卫生护理，保持皮肤功能的完整性及肛周干燥，对于皮肤病，尤其是瘙痒性皮肤病，应及时进行合理治疗，防治皮肤损伤，避免搔抓及皮肤摩擦等刺激。嘱患者注意个人卫生，既要保持皮肤、头发清洁，又要避免过度清洗。清洁皮肤时应以温水为宜，如需选择洗涤剂，则应选择中性、柔和的洗涤剂，不能选择碱性或刺激性强的洗涤剂。穿着以宽松、柔软的棉质衣服为宜，尤其是贴身衣服，宜勤换并用开水烫洗或阳光曝晒消毒。嘱患者不与他人混用梳子，宜选用稀齿梳，尖端不可过锐，用力不能过猛，以免损伤头皮，用后定时清洁消毒。

（3）养成良好的生活习惯，勤剪指甲，勿搔抓、搓擦皮肤，严禁挤压痤疮脓点，尤其面部三角区部位的脓点，防止继发颅内感染。

（4）本病易发生于肥胖人群，故控制吸烟、减轻体重、多运动，有利于改善患者内环境的代谢紊乱。

（5）给予患者适当的心理疏导，帮助患者建立正确的疾病观，益于治疗。

第八章 儿科疾病护理

第一节 小儿急性胃炎

急性胃炎是由不同病因引起的胃黏膜急性炎症。常见病因有进食刺激性、粗糙食物,服用刺激性药物,误服腐蚀剂,细菌、病毒感染及蛋白质过敏等。

一、临床特点

(一)腹痛

大多为急性起病,腹痛突然发生,位于上腹部,疼痛明显。

(二)消化道不适症状

上腹饱胀、嗳气、恶心、呕吐。

(三)消化道出血

严重者可有消化道出血,呕吐物呈咖啡样,出血多时可呕血及黑便。有的首发表现就是呕血及黑便,如应激性胃炎、阿司匹林引起的胃炎。

(四)其他

有的患儿可伴发热等感染中毒症状。呕吐严重可引起脱水、酸中毒。

(五)胃镜检查

可见胃黏膜水肿、充血、糜烂。

二、护理评估

(一)健康史

了解消化道不适感开始的时间,与进食的关系。有无呕血、黑便。病前饮食、口服用药情况,有否进食刺激性食物、药物或其他可疑异物。

(二)症状、体征

评估腹痛部位、程度、性质,大便的颜色和性状等。

(三)社会、心理

评估家庭功能状态,患儿及父母对疾病的认识、态度及应对能力。

(四)辅助检查

了解胃镜检查情况。

三、常见护理问题

(一)舒适改变

与胃黏膜受损有关。

(二)焦虑

与呕血有关。

(三)合作性问题

消化道出血、电解质紊乱。

四、护理措施

(1)保证患儿休息。

(2)饮食:暂停原饮食,给予清淡、易消化流质或半流质饮食,少量多餐,必要时可停食1～2餐。停服刺激性药物。

(3)对症护理:呕吐后做好口腔清洁护理。腹痛时给予心理支持,手握患儿,轻轻按摩腹部或听音乐,以分散注意力,减轻疼痛。有脱水者纠正水、电解质失衡。出血严重时按上消化道出血护理。

(4)根据不同病因给予相应的护理:如应激性胃炎所致的休克按休克护理。

(5)病情观察:注意观察腹痛程度、部位,有无呕血、便血,有消化道出血者应严密监测血压、脉搏、呼吸、末梢循环,注意观察出血量,警惕失血性休克的发生。

(6)心理护理:剧烈腹痛和呕血都使患儿和家长紧张,耐心解释症状与疾病的关系,减轻患儿和家长的恐慌,同时给予心理支持。

(7)健康教育:①简要介绍本病发病原因和发病机制。②讲解疾病与饮食的关系,饮食治疗的意义。③饮食指导:介绍流质、半流质饮食的分辨和制作方法,告之保证饮食清洁卫生的意义。

五、出院指导

(一)饮食指导

出院初期给予清淡易消化半流质饮食、软食,少量多餐,逐渐过渡到正常饮食。避免食用浓茶、咖啡、过冷过热等刺激性食物。饮食的配置既要减少对胃黏膜的刺激,又要不失营养。牛奶是一种既有营养,又具有保护胃黏膜的流质,可以每天供给。同时由于孩子正处于生长发育阶段,食物种类要多元化。

(二)注意饮食卫生

保证食物新鲜,存留食物必须经过煮沸才能食用,凉拌食物要注意制作过程的卫生,饭前便后注意洗手。

(三)避免滥用口服药物

药物可刺激胃黏膜,破坏黏膜的保护屏障,不可滥用。某些药物还可引起胃黏膜充血、水肿、糜烂甚至出血,如阿司匹林、吲哚美辛、肾上腺皮质激素、氯化钾、铁剂、抗肿瘤药等。若疾病治疗需要则应饭后服,以减少对胃黏膜的损害。

(四)避免误服

强酸、强碱等腐蚀性物品应放置孩子取不到的地方。

第二节 小儿慢性胃炎

慢性胃炎是由多种致病因素长期作用而引起的胃黏膜炎症性病变。主要与幽门螺旋杆菌(helicobacter pylori,HP)感染、十二指肠-胃反流、不良饮食习惯、某些药物应用等因素有关。小儿慢性胃炎比急性胃炎多见。

一、临床特点

(1)腹痛:上腹部或脐周反复疼痛,往往伴有恶心、呕吐、餐后饱胀、食欲缺乏,严重时影响活动及睡眠。

(2)胃不适:多在饭后感到不适,进食不多但觉过饱,常因进食冷、硬、辛辣或其他刺激性食物引起症状或使症状加重。

(3)合并胃黏膜糜烂者可反复少量出血,表现为呕血、黑便。

（4）小婴儿还可以表现为慢性腹泻和营养不良。

（5）给予抗酸剂及解痉剂症状不易缓解。

（6）辅助检查：胃镜检查可见炎性改变，以胃窦部炎症多见。病原学检查HP阳性率高。胃黏膜糜烂者大便潜血阳性。

二、护理评估

（一）健康史

了解有无不良的饮食习惯，是否患过急性胃炎，有无胃痛史，有无鼻腔、口腔、咽部慢性炎症，近期胃纳有无改变，腹痛与饮食的关系，有无恶心、呕吐、腹泻等其他胃肠道不适表现。

（二）症状、体征

评估腹痛部位、程度，是否有恶心、呕吐、餐后饱胀等情况，大便颜色有否改变，有无营养不良、贫血貌。

（三）社会、心理

评估家庭饮食和生活习惯，父母及患儿对疾病的认识和态度、对患病和住院的应对能力。

（四）辅助检查

了解胃镜检查情况，实验室检查有无幽门螺杆菌感染。

三、常见护理问题

（一）舒适的改变

与胃黏膜受损，腹痛有关。

（二）营养失调

低于机体需要量与食欲缺乏、胃出血有关。

（三）知识缺乏

缺乏饮食健康知识。

四、护理措施

（一）饮食

给予易消化、富营养、温热软食，少量多餐，定时定量，避免过饥过饱，忌食生、冷和刺激性食物。

（二）腹痛的护理

通过音乐、游戏、讲故事等转移患儿的注意力，以减轻疼痛。腹痛明显者遵医嘱给予抗胆碱能药。

（三）注意观察

观察腹痛的部位、性质、程度，大便的颜色、性状。

（四）健康教育

（1）简要介绍该病的病因、发病机制、相关检查的意义，疾病对生长发育的影响。

（2）讲述疾病与饮食的关系：饮食没有规律，挑食，偏食，常食生冷、辛辣的食物对胃肠道黏膜是一种刺激。

（3）讲解饮食治疗的意义：温热柔软、少量多餐、定时定量的饮食可避免对胃黏膜的刺激，有利于胃黏膜的修复。而生冷、辛辣、油炸、粗糙的食物可使疾病反复。

五、出院指导

（一）食物的选择与配置

根据不同年龄给予不同的饮食指导，原则是食物温、软，营养丰富。

（二）培养良好的饮食习惯

进食要少量多餐，忌挑食、偏食、饱一顿饿一顿。忌食生冷、辛辣、油炸、粗糙等对胃黏膜有害的食物。不要喝浓茶、咖啡，少喝饮料，饮料中往往含有咖啡因，浓茶和咖啡对胃黏膜都具有刺激性。

（三）用药指导

（1）有幽门螺杆菌感染者，要遵医嘱联合用药，坚持完成疗程。

（2）慎用刺激性药物：阿司匹林、激素、红霉素、水杨酸类药物，对胃黏膜有一定的刺激作用，要慎用。

第三节　小儿再生障碍性贫血

再生障碍性贫血（aplastic anemia，AA）简称再障，是一种由多种原因引起的骨髓造血功能代偿不全,临床上出现全血细胞减少而肝、脾、淋巴结大多不肿大的一组综合征。可继发于药物、化学品、物理或病毒感染等因素。按病程长短及症状轻重可分为急性再障和慢性再障。其发病机制可归纳为造血干细胞缺陷、造血微环境损害及免疫性造血抑制等。

一、临床特点

(一)症状

急性再障起病急,病程短,一般为 1～7 个月,贫血呈进行性加重,感染时症状严重,皮肤黏膜广泛出血,重者内脏出血。慢性再障起病缓慢,病程长,达一年以上,贫血症状轻,感染轻,皮肤黏膜散在出血,内脏出血少见。

(二)体征

急性再障 1/3 患儿可有肝轻度肿大(肋下 1～2 cm),脾、淋巴结不肿大,慢性再障肝、脾、淋巴结均不肿大。

(三)辅助检查

1.血常规

急性再障除血红蛋白下降较快外,须具备以下 3 项之中 2 项:①网织红细胞计数<1%、绝对值<$15×10^9$/L。②白细胞总数明显减少,中性粒细胞绝对值<$0.5×10^9$/L。③血小板计数<$20×10^9$/L。慢性再障血红蛋白下降速度较慢,网织红细胞、白细胞、中性粒细胞及血小板常较急性型为多。

2.骨髓常规

急性型多部位增生减低。慢性型至少一个部位增生不良,巨核细胞减少。均有三系血细胞不同程度减少。

3.其他

骨髓造血干细胞减少。淋巴细胞亚群改变,出现 $CD4^+$/$CD8^+$ 比值下降或倒置($CD4^+$↓,$CD8^+$↑),慢性型主要累及 B 淋巴细胞。

二、护理评估

(一)健康史

询问家族史,了解母亲怀孕时期和患儿出生后服用过的各种药物,暴露过的环境,感染情况等。询问患儿乏力、面色苍白出现的时间,高热时的体温,鼻出血的程度及其他部位出血的伴随症状。

(二)症状、体征

测量生命体征,评估患儿贫血程度,皮肤、黏膜出血情况及有无内脏出血征象。

(三)社会、心理

评估患儿对疾病的耐受状况,评估患儿家长对本病的了解程度和焦虑程度,评估家庭经济状况及社会支持系统的情况。

(四)辅助检查

了解血常规、骨髓等各项检查结果,判断疾病的种类及严重程度。

三、常见护理问题

(一)活动无耐力

与骨髓造血功能不良、贫血有关。

(二)有出血的危险

与血小板计数减少有关。

(三)有感染的危险

与白细胞计数低下、机体抵抗力差有关。

(四)焦虑

与疾病预后有关。

(五)知识缺乏

缺乏疾病相关知识。

(六)自我形象紊乱

与服用雄激素及环孢素引起容貌改变有关。

四、护理措施

(一)一般护理

(1)按出血性疾病护理常规。

(2)做好保护性隔离,保持床单、衣服清洁、干燥,白细胞计数低时嘱戴口罩,减少探视,避免交叉感染,有条件者进层流室。

(二)特殊药物的应用及观察

1.环孢素 A(CsA)

总疗程至少 3 个月,应用时应注意以下几点:①密切监测肝肾功能情况,并及时反馈给医师。②减轻药物胃肠道反应,大孩子可于饭后服,婴幼儿可将 CsA 滴剂掺入牛奶、饼干、果汁内摇匀服用。③正确抽取血液以检测血药浓度,应在清晨未服药前抽取 2 mL 血液,盛于血药浓度特殊试管内摇匀及时送检。④服药期间应避免进食高钾食物、含钾药物及保钾利尿剂,以防高血钾发生。⑤密切监测血压变化,注意有无头痛、恶心、痉挛、抽搐、惊厥等,以防高血压脑病的发生。

2.抗胸腺细胞免疫球蛋白(ATG)

本制剂适用于血小板计数$>10\times10^9$/L 的病例。常见的不良反应有变态反应和血清病样反应。在应用 ATG 时应注意以下几点:①静脉输注 ATG 前,应遵医嘱先用日需要量的皮质醇和静脉抗组胺类药物,如氢化可的松、异丙嗪等。②选择大静脉缓慢滴注,开始时速度宜慢,根据患儿对药物的反应情况调节速度,使总滴注时间不短于 4 小时。③密切观察患儿面色、生命体征变化,观察有无寒战、高热、心跳过速、呕吐、胸闷、气急、血压下降等,如有不适应及时通知医师,减慢滴速或暂停输液,必要时予心肺监护、吸氧、降温等。一般这些反应经对症处理后逐渐好转。④输液过程中应注意局部有无肿胀外渗。一旦渗出应重新穿刺,局部用 25%的硫酸镁湿敷,尽量选择粗大的静脉,以避免血栓性静脉炎的发生。⑤观察血清病样反应发生,于初次使用后 7~15 天,患儿若出现发热、瘙痒、皮疹、关节痛、淋巴结肿大,严重者出现面部及四肢水肿、少尿、喉头水肿、哮喘、神经末梢炎、头痛、谵妄、甚至惊厥,应考虑血清病样反应。一旦发生,应立即报告医师,以及时处理。

3.健康教育

(1)疾病相关知识宣教:疾病确诊后应向家长讲解引起再障的各种可能因素,尽可能找到致病原因,避免再次接触,向家长宣传再障治疗的新进展,树立战胜疾病的信心。

(2)宣传做好各种自我防护的必要性:如白细胞计数低时能使患儿自觉戴上口罩或进层流室隔离,血小板计数降至 50×10^9/L 以下时减少活动,卧床休息。

(3)做好各种治疗、用药必要性的宣教:向家长详细说明使用免疫抑制剂及雄激素等药物可能会出现的各种并发症及应对措施,以减轻患儿及家长的顾虑,积极配合治疗。

五、出院指导

(1)饮食指导:除遵守饮食护理原则外,可吃些红枣、带衣花生、黑木耳等补血食物以促进造血;多食菌类食物及大蒜等,增强机体抵抗力,应用激素时需补充钙剂及含钙丰富的食物。

(2)运动指导:适当运动,劳逸结合,促进骨髓血循环,促进造血。

(3)环境及温度:居室及周边环境空气新鲜,温度适宜,定时通风换气。不去公共场所,注意冷暖,以及时增减衣服,防止感冒、发热。

(4)卫生指导:注意个人卫生,勤换内衣,勤剪指甲,不用手指甲挖鼻,不用力搔抓皮肤。

(5)就医指导:定时复查血常规,如有异常及时就医。按医嘱定时服药,正确掌握服药的方法,不随意增减药量,用药过程如出现较严重的不良反应,应及时来院咨询。

(6)告知药物不良反应:长期应用环孢素及雄激素类药物会出现容貌改变及多毛、皮肤色素沉着、牙龈肿胀、乳腺增生、水钠潴留、手足烧灼感、震颤、肌肉痉挛及抽搐、高血压及头痛等,告知家长对于药物引起的体形及容貌方面的改变停药后会逐渐恢复,不必为此担忧而擅自停药,其他不良反应严重时应及时来院就诊。

(7)病情稳定时可予中医中药调理。

第四节　小儿急性白血病

白血病是造血组织中某一系造血细胞滞留于某一分化阶段并克隆性扩增的恶性增生性疾病。主要临床表现为贫血、出血、反复感染及白血病细胞浸润各组织、器官引起的相应症状。根据白血病细胞的形态及组织化学染色表现,可分为急性淋巴细胞性白血病和急性非淋巴细胞性白血病两大类。小儿以急性淋巴细胞性白血病为主(占 75%)。病因及发病机制尚不完全清楚,可能与病毒感染、电离辐射、化学因素、遗传因素等引起免疫功能紊乱有关。

一、临床特点

(一)症状与体征

主要表现为乏力、苍白、发热、贫血、出血,白血病细胞浸润表现:肝、脾、淋巴结肿大、骨关节疼痛。白血病细胞侵犯脑膜时可出现头痛及中枢神经系统体征。

(二)辅助检查

1. 血常规

白细胞总数明显增高或不高甚至降低,原始细胞比例增加,白细胞计数正常或减少者可无幼稚细胞,血红蛋白和血小板数常降低。

2. 骨髓常规

细胞增生明显或极度活跃,原始及幼稚细胞占有核细胞总数的 30% 以上。红细胞系及巨核细胞系极度减少。

3. 脑脊液

脑膜白血病时脑脊液压力 > 2.0 kPa(200 mmH$_2$O),白细胞计数 > 10×10^6/L,蛋白 > 450 mg/L,涂片找到原始或幼稚细胞。

二、护理评估

(一)健康史

询问患儿乏力、面色苍白出现的时间及体温波动情况。询问家族史,了解患儿接触的环境、家庭装修情况、既往感染史、所服的药物及饮食习惯。

(二)症状、体征

评估全身出血的部位、程度和相关伴随症状,有无头痛及恶心、呕吐,有无骨关节疼痛尤其是胸骨疼痛情况。评估患儿生命体征、脸色。

(三)社会、心理

评估家长对本病的了解程度及心理承受能力,评估患儿的理解力及战胜疾病的信心,评估家庭经济状况及社会支持系统情况。

(四)辅助检查

了解血常规、骨髓检查及脑脊液化验结果。

三、常见护理问题

(一)活动无耐力

与骨髓造血功能紊乱、贫血有关。

(二)疼痛

与白血病细胞浸润有关。

(三)营养失调

低于机体需要量,与疾病及化疗致食欲下降、营养消耗过多有关。

(四)有出血的危险

与血小板计数减少有关。

(五)有全身感染的危险

与中性粒细胞减少、机体抵抗力差有关。

(六)焦虑

与疾病预后有关。

(七)知识缺乏

缺乏白血病相关知识。

四、护理措施

(1)病情较轻或经治疗缓解者,可适当下床活动;严重贫血、高热及有出血倾向者,应绝对卧床休息。

(2)根据患者病情和生活自理能力为患者提供生活护理,如洗脸、剪指甲、洗头、床上擦浴、洗脚、剃胡子等。

(3)给予高蛋白、高热量、高维生素、易消化的饮食。化疗期间饮食应清淡,鼓励患者多饮水。

(4)正确执行医嘱,密切观察各种药物疗效和不良反应。

(5)观察有无感染发生,监测体温,有无口腔溃疡、咽部及肺部感染的体征。

(6)保持口腔清洁卫生,进食后漱口,预防口腔黏膜溃疡。若化疗后出现口腔炎,可给予口腔护理及局部用溃疡散。

(7)保持大便通畅,必要时便后用1∶5 000的高锰酸钾溶液坐浴,防止发生肛裂及肛周感染。

（8）观察有无出血倾向，皮肤有无出血点，观察有无呕血、便血及颅内出血表现等。

（9）使用化疗药物时注意观察药物的不良反应，注意保护静脉。

（10）保持病室空气清新，每天定时开窗通风。严格限制探视和陪护人员，若患儿白细胞计数低于$1.0 \times 10^9/L$，应实施保护性隔离。

（11）做好心理疏导，引导患者积极配合治疗与护理。

第五节　小儿肾病综合征

一、疾病概述

肾病综合征（nephrotic syndrome，NS）是由于多种病因造成肾小球基底膜通透性增高，大量血浆蛋白从尿中丢失引起的一组临床综合征。

NS 在小儿肾脏疾病中发病率仅次于急性肾小球肾炎。1982 年我国的调查结果 NS 占同期住院泌尿系统疾病患儿的 21%。男女比例为 3.7∶1。发病年龄多为学龄前儿童，3～5 岁为发病高峰，按病因分为原发性、继发性和先天性三种类型。小儿时期绝大多数（>90%）为原发性肾病综合征，本节主要叙述原发性肾病综合征。

原发性肾病综合征分为单纯性肾病和肾炎性肾病，单纯性肾病多见 2～7 岁，临床上具有四大特征，水肿非常重，可伴有胸腔积液、腹水及阴囊水肿，重者有少尿。病理多见微小病变。肾炎性肾病多见 7 岁以上儿童，水肿不如单纯性肾病重，但伴有持续性高血压或血尿或血补体下降，肾功能不全。病理多见微小病变。

（一）病因

目前病因尚未明确，多认为与机体的免疫功能异常有关（如急性肾小球肾炎引起肾小球滤过膜损伤等）患儿起病或复发前常有前驱期的感染症状，尤其是呼吸道感染，McDonald 曾做前瞻性研究发现近 70% 复发前有上呼吸道感染。

（二）发病机制

见图 8-1。

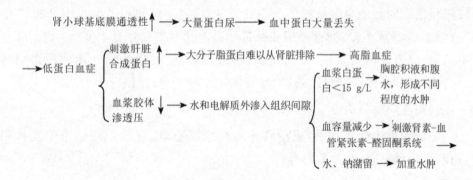

图 8-1 肾病综合征的发病机制

二、治疗概述

治疗原则：利尿、激素治疗、免疫抑制剂治疗、抗凝治疗、中药治疗。

(一)利尿药物

一般不用利尿剂治疗，只有高度水肿、严重胸腔积液、腹水等时使用，以改善全身症状，如呋塞米和氢氯噻嗪等，以及低分子右旋糖苷（提高血浆胶体渗透压）。必要时按医嘱用清蛋白。

(二)激素治疗

应用激素尽管有某些不良反应、且尚未解决复发问题，临床实践证明仍是目前能诱导蛋白消失的有效药物，并作为肾病治疗的首选药。故肾上腺皮质激素为治疗肾病综合征较有效的首选药物。常用泼尼松，口服给药。在尿蛋白消失以前每天 2.0 mg/kg，分 3～4 次服用；尿蛋白转阴后改为隔天给药一次，早餐后一次顿服、不能擅自停药。

1.泼尼松中长程疗法

国内较多采用。

2.泼尼松短程治疗

欧美等国多采用此法。

3.疗效判断

用药后 8 周进行评价，评价的要点是水肿情况，尿蛋白 2 项指标。激素分泌有晨高夜低的昼夜波动规律，护理要点是正确准时执行药疗，并注意观察激素的不良反应。

4.复发

尿蛋白转阴，停用激素 4 周以上，尿蛋白≥＋＋。①反复：治疗过程中尿蛋白转阴后出现同复发蛋白尿变化。②频繁复发:初次反应后 6 个月内 2 次,1 年内＞3 次。③激素依赖:激素停用或减量 2 周内复发或反复且重复＞3 次。④激素耐药:治疗满 8 周尿蛋白＋＋以上。⑤激素敏感:正规治疗 8 周内尿蛋白转阴,水肿消退。⑥激素部分敏感:治疗 8 周内水肿消退,尿蛋白＋～＋＋。

(三)免疫抑制剂治疗

适应证为难治性肾病和/或激素不良反应严重者,可加用或换用免疫抑制剂,用药有环磷酰胺、雷公藤总苷等。

(四)抗凝治疗

如肝素、双嘧达莫、活血化瘀中药丹参等。

三、护理评估

询问感染病史、水肿血尿情况、尿量情况,观察患儿有无严重并发症,了解患儿及家长对本病的认识程度。

(一)健康史

询问患儿病前 1～3 周有无上呼吸道或皮肤感染史;若主要症状为水肿或蛋白尿,应了解水肿开始时间、持续时间、发生部位、发展顺序及程度。了解患儿24 小时排尿次数及尿量、尿色,有无泡沫。询问目前药物治疗情况,用药的种类、剂量、疗效及不良反应等。

(二)身体状况

重点评估患儿目前的体征及有无并发症发生,检查水肿的部位、程度及指压迹,是否为凹陷性水肿,有无凝状态和血栓形成(如最常见的肾静脉血栓形成发生突然腰痛或腹痛)、感染、电解质紊乱、生长延迟等并发症。

临床四大特点:水肿(常为主诉,最常见)、大量蛋白尿[(尿蛋白定性＞(＋＋＋),24 小时定量＞50 mg/kg,最根本的病理生理改变,是引起其他三大症状的基本原因]、低清蛋白血症和高胆固醇血症。

1.全身水肿

几乎所有肾病综合征患儿均出现程度不同的凹陷性水肿,水肿可持续数周或数月,或于整个病程中时肿时消。检查水肿的部位、程度及指压迹,是否为凹陷性水肿。在肾病综合征患儿感染(特别是链球菌感染)后,常使水肿复发或加重,甚至可出现氮质血症。

2.消化道症状

因胃肠道水肿,肾病综合征患儿常有不思饮食、恶心、呕吐、腹胀等消化道功能紊乱症状。当肾病综合征患儿出现有氮质血症时,上述症状加重。

3.高血压

非肾病综合征的重要症状,但有水钠潴留、血容量增多,可出现一时性高血压,而Ⅱ型原发性肾病综合征可伴有高血压症状。

4.蛋白尿

大量蛋白尿是诊断肾病综合征最主要症状。

5.低蛋白血症

主要是肾病综合征患儿血浆蛋白下降,其程度与蛋白尿的程度有明显关系。

6.高脂血症

肾病综合征患儿血中甘油三酯明显增高。

(三)心理-社会状况

了解患儿及家长的心态及对本病的认识程度。年长儿因来自医院、家庭、社会多方面的压力而产生抑郁、焦虑、烦躁、隐瞒、否认等情绪,再加之患儿应用激素关系引起的体型改变产生自卑心理;而年龄小患儿会因医院检查治疗及医疗性限制等造成患儿情绪异常。

(四)辅助检查指标

1.尿常规

镜下可见大量的红细胞、白细胞和多种细胞或颗粒管型。在过敏性间质性肾炎患儿尿中可见嗜酸性粒细胞。尿钠浓度 $10\sim40$ mmol/L。尿蛋白明显增多,定性(＋＋＋)～(＋＋＋＋),24 小时尿蛋白定量$\geqslant0.1$ g/kg。

2.血生化检查

血浆总蛋白和清蛋白明显减少,血清胆固醇明显增高。在免疫复合物沉积期间,血清补体成分减少。在某些条件下,可检出循环免疫复合物。其他测定可发现红斑狼疮和血栓性血小板减少性紫癜等全身性疾病。

3.X 线检查

静脉尿路造影或同位素肾扫描可以表现为显影不良。因为造影剂有肾毒性作用,因此应避免进行常规的静脉尿路造影。超声检查是排除尿路梗阻的最佳手段。

四、护理措施

(1)执行儿科一般护理常规。

（2）适当休息，无高度水肿、低血容量及感染的患儿无须卧床，即使卧床也应在床上经常变换体位，以防血管栓塞等并发症，但不要过劳，以防复发，严重水肿或高血压须卧床休息，并遵医嘱使用利尿剂及降压药，一般无须严格限制活动。

（3）饮食治疗目的是保证营养供应，减轻肾的工作负担，减少钠、水潴留及代谢产物的积聚。严格按照医嘱给予必要的饮食治疗，有高血压、水肿时应限制盐的摄入。肾功能减退、明显少尿时，严格限水；氮质血症时应限制患儿蛋白质的入量，并给予含有必需氨基酸的优质蛋白；激素治疗阶段，适当增加蛋白质、钙剂和维生素 D。

（4）与感染性疾病患儿分室居住，防止交叉感染。病室温度适宜，注意随气候变化增减衣服，防止受凉感冒使病情加重或复发。

（5）准确记录出入量，观察尿色、性质、尿量等。

（6）及时收集尿标本，收集早晨第 1 次尿做尿常规，每周送检 2 次。留取尿培养标本时遵守无菌操作，争取于治疗前送检。留 24 小时或 12 小时尿标本，在尿盆内加入 0.8％硼酸 10 mL。尿标本内不要混入大便，准确测量尿量并做记录。

（7）每周测体重 2 次（每周二、周六早餐前），水肿严重、少尿患儿每天测体重 1 次。

（8）加强皮肤护理，保持皮肤清洁、干燥，预防皮肤感染及压疮。阴囊肿大时，可用阴囊托带托起。

（9）密切观察生命体征及病情变化，如发现烦躁、头痛、心律失常等及时报告医师。①肾衰竭：少尿或无尿、恶心、呕吐、食欲缺乏、头痛、呼吸深长等。②高血压脑病：血压增高、头痛眼花、呕吐、呼吸急促、烦躁、神志不清、惊厥等。③心力衰竭：患儿烦躁不安、胸闷、气促、咳嗽、脉快、尿少、肝大等。

（10）注意观察水、电解质平衡紊乱症状，以及时报告医师处置。①低钾血症：心律减慢、心音低钝、无力。②低钠血症：面色苍白、无力、食欲低下、水肿加重。③低钙血症：出现手足抽搐。

（11）血压高者，根据病情每天测量血压 1～3 次。

（12）肾病患儿用激素治疗时，易有骨质疏松，要避免剧烈活动，防止发生骨折。

第六节 小儿传染病

由于小儿免疫功能低下,传染病发病率较成人高,且起病急,发展快,症状重,易发生并发症。因此,护士必须掌握传染病的有关知识,积极预防和控制传染病。

一、小儿传染病的护理管理

(一)传染过程

传染是病原体进入人体后,与人体相互作用、相互斗争的过程,产生 5 种不同的结局。

1.病原体被清除

病原体侵入人体后,被人体的非特异性免疫或特异性免疫消灭或排出体外,不引起病理变化和临床症状。

2.隐性感染

又称亚临床感染,指病原体侵入人体后,机体仅发生特异性免疫应答和轻微组织损伤,不出现临床症状、体征,只有免疫学检查才发现异常。隐性感染后可获得对该病的特异性免疫力,其结局多数为病原体被清除,部分成为病原携带状态。

3.显性感染

又称临床感染,指病原体侵入人体后,引起机体免疫应答,导致组织损伤和病理改变,出现临床表现。显性感染后可获得特异性免疫力,其结局大多数为病原体被清除,仅部分成为病原携带状态。

4.病原携带状态

病原携带状态包括带菌、带病毒和带虫的状态,病原体在人体内生长繁殖,但不出现疾病的临床表现。由于携带者向外排出病原体,成为传染病的重要传染源。

5.潜在性感染

病原体侵入人体后寄生于机体某个部位,机体的免疫功能使病原体局限而不发病,但不能清除病原体,病原体潜伏在体内。只有当机体防御机能减低时,病原体趁机繁殖,引起发病。

(二)传染病的特点

1.传染病的基本特征

传染病的基本特征包括:①有病原体;②有传染性;③有流行性、季节性、地方性、周期性;④有免疫性。

2.传染病的临床特点

病程发展有阶段性,分为:①潜伏期,病原体侵入人体至出现临床症状之前。②前驱期,起病至出现明显症状为止。③症状明显期,前驱期后出现该传染病特有的症状和体征。④恢复期,患儿症状和体征基本消失,多为痊愈而终结,少数可留有后遗症。

3.传染病的流行环节

传染病的传播必须具备3个基本环节:①传染源,指体内带有病原体,并不断向体外排出病原体的人和动物。包括患者、隐性感染者、病原体携带者、受感染的动物。②传播途径,指病原体离开传染源后到达另一个易感者所经历的途径。有呼吸道传播、消化道传播、虫媒传播、接触传播、血液传播等方式。③人群易感性,指人群对某种传染病病原体的易感程度或免疫水平。人群易感性越高,传染病越易发生、传播和流行。

(三)影响流行过程的因素

1.自然因素

自然因素包括地理、气候、温度、湿度因素。大部分虫媒传染病和某些自然疫源性传染病,有地区性和季节性。寒冷季节易发生呼吸道传染病,夏秋季易发生消化道传染病。

2.社会因素

社会因素包括社会制度、经济和生活条件、文化水平等,对传染病流行过程有决定性的影响。我国建立了各级卫生防疫机构,颁布了《传染病防治法》,制订各项卫生管理法,实行计划免疫等,有效控制了传染病的流行。

(四)传染病的预防

1.控制传染源

对传染病患者、病原携带者管理应做到"五早":早发现、早诊断、早报告、早隔离、早治疗;对传染病接触者应进行检疫,检疫期限为接触日至该病的最长潜伏期。

2.切断传播途径

不同传染病传播途径不同,采取的措施也不一样。如消化道传染病,应注意管理水源、饮食、粪便,灭苍蝇、蟑螂,环境消毒;呼吸道传染病,应注意空气消毒、通风换气、戴口罩;虫媒传染病,应注意杀虫防虫。

3.保护易感人群

保护易感人群包括增强易感人群的非特异性和特异性免疫力、药物预防,其中预防接种是预防传染病的最有力武器。

(五)小儿传染病的管理

1.传染病的隔离

分为 A 系统和 B 系统两类,A 系统以类别特点分类,B 系统以疾病分类。目前我国大多数医院实行 A 系统隔离法。

(1)呼吸道隔离(蓝色标志):适用于经空气传播的呼吸道传染病。

(2)消化道隔离(棕色标志):适用于消化道传染病。

(3)严密隔离(黄色标志):适用于有高度传染性及致死性传染病。

(4)接触隔离(橙色标志):适用于预防高度传染性及有重要流行病学意义的感染。

(5)血液(体液)隔离(红色标志):适用于因直接或间接接触感染的血液及体液引起的传染病。

(6)脓汁(分泌物)隔离(绿色标志):适用于因直接或间接接触感染部位的脓液或分泌物引起的感染。

(7)结核菌隔离(灰色标志):适用于肺结核痰涂片阳性者或 X 线检查为活动性肺结核者。

2.传染病的消毒

(1)消毒种类:包括预防性消毒和疫源地消毒,前者指未发现传染源,对可能受病原体污染的场所、物品和人体进行的消毒;后者指对目前存在或曾经存在传染源的地方进行消毒,可分为随时消毒(对传染源的排泄物、分泌物及被污染的物品和场所随时行的消毒)和终末消毒(传染病患者出院、转科或死亡后,对患者、病室及用物进行一次彻底的消毒)。

(2)消毒方法:包括物理消毒和化学消毒。前者是利用机械、热、光、微波、辐射等方法将病原体消除或杀灭;后者是应用 2.5% 碘酊、戊二醛、过氧乙酸、酒精等化学消毒剂使病原体的蛋白质凝固变性或失去活性。

3.小儿传染病的一般护理

(1)建立预诊制度:门诊预诊能及早发现传染病患儿,避免和减少交叉感染。

(2)严格执行隔离消毒制度:隔离与消毒是防止传染病弥散的重要措施。应根据具体情况采取相应的隔离消毒措施,控制传染源、切断传播途径、保护易感人群。

(3)及时报告疫情:护士是传染病的法定报告人之一,发现传染病后应及时填写"传染病疫情报告卡",并按国家规定的时间向防疫部门报告,以便采取措施进行疫源地消毒,防止弥散。

(4)密切观察病情:传染病病情重、进展快,护理人员应仔细观察患儿病情变化、服药反应、治疗效果、有无并发症等。正确做出护理诊断,采取有效护理措施,做好各种抢救的准备工作。

(5)指导休息,做好生活护理:急性期应绝对卧床休息,症状减轻后可逐渐增加下床活动;小儿生活自理能力差,应做好日常生活护理。

(6)保证营养供给:供给患儿营养丰富易消化的流质、半流质饮食,鼓励患儿多饮水,维持水、电解质平衡和促进体内毒素排泄。不能进食者可鼻饲或静脉补液。

(7)加强心理护理:传染病患儿需要单独隔离,易产生孤独、紧张、恐惧心理,护理人员应多给予关心。鼓励患儿适量活动,保持良好情绪,促进疾病康复。

(8)开展健康教育:卫生宣教是传染病护理的重要环节。护理人员应向患儿及家属宣讲传染病的防治知识,使其认真配合医院的隔离消毒工作,控制院内交叉感染。

二、麻疹

麻疹是由麻疹病毒引起的一种急性出疹性呼吸道传染病,临床以发热、咳嗽、流涕、结膜炎、口腔麻疹黏膜斑及全身斑丘疹为主要表现。

(一)临床表现

1.典型麻疹

(1)潜伏期:一般为6～18天,可有低热及全身不适。

(2)前驱期:一般为3～4天,主要表现如下。①中度以上发热。②上呼吸道炎,咳嗽、流涕、打喷嚏、咽部充血。③眼结膜炎:结膜充血、畏光流泪、眼睑水肿。④麻疹黏膜斑,为本期的特异性体征,有诊断价值。为下磨牙相对应的颊黏膜上出现的直径为0.5～1.0 mm大小的白色斑点,周围有红晕,出疹前1～2天出现,出疹后1～2天迅速消失。

（3）出疹期：一般为3～5天。皮疹先出现于耳后发际，渐延及额面部和颈部，再自上而下至躯干、四肢，乃至手掌足底。皮疹初为淡红色斑丘疹，直径为2～4 mm，略高出皮面，压之褪色，疹间皮肤正常，继之转为暗红色，可融合成片。发热、呼吸道症状达高峰，肺部可闻及湿啰音，伴有全身浅表淋巴结及肝、脾大。

（4）恢复期：一般为3～5天。皮疹按出疹顺序消退，疹退处有米糠样脱屑及褐色色素沉着。体温下降，全身症状明显好转。

2.非典型麻疹

少数患者呈非典型经过。有一定免疫力者呈轻型麻疹，症状轻，无黏膜斑，皮疹稀且色淡，疹退后无脱屑和色素沉着；体弱、有严重继发感染者呈重型麻疹，持续高热，中毒症状重，皮疹密集融合，有并发症或皮疹骤退、四肢冰冷、血压下降等循环衰竭表现；注射过麻疹减毒活疫苗的患儿可出现皮疹不典型的异性麻疹。

3.并发症

肺炎为最常见并发症，其次为喉炎、心肌炎、脑炎等。

（二）辅助检查

1.血常规

白细胞总数减少，淋巴细胞相对增多；若白细胞总数及中性粒细胞增多，提示继发细菌感染。

2.病原学检查

从呼吸道分泌物中分离或检测到麻疹病毒可做出特异性诊断。

3.血清学检查

用酶联免疫吸附试验检测血清中特异性IgM抗体，有早期诊断价值。

（三）治疗原则

1.一般治疗

卧床休息，保持眼、鼻及口腔清洁，避光，补充维生素A和维生素D。

2.对症治疗

降温，止咳祛痰，镇静止惊，维持水、电解质及酸碱平衡。

3.并发症治疗

有并发症者给予相应治疗。

(四)护理诊断及合作性问题

1.体温过高

与病毒血症及继发感染有关。

2.有皮肤完整性受损的危险

与皮疹有关。

3.营养失调

低于机体需要量,与消化吸收功能下降、高热消耗增多有关。

4.潜在并发症

肺炎、喉炎、心肌炎、脑炎等。

5.有传播感染的危险

与患儿排出有传染性的病毒有关。

(五)护理措施

1.维持正常体温

(1)卧床休息至皮疹消退、体温正常;出汗后及时更换衣被,保持干燥。

(2)监测体温,观察热型;处理高热时要兼顾透疹,不宜用药物或物理方法强行降温,忌用冷敷及酒精擦浴,以免影响透疹;体温＞40 ℃时可用小剂量退热剂或温水擦浴,以免发生惊厥。

2.保持皮肤黏膜的完整性

(1)加强皮肤护理:保持床单整洁干燥和皮肤清洁,每天温水擦浴更衣 1 次;勤剪指甲,避免抓伤皮肤继发感染;如出疹不畅,可用中药或鲜芫荽煎水服用并擦身,帮助透疹。

(2)加强五官护理:用生理盐水清洗双眼,滴抗生素眼药水或涂眼膏,并加服鱼肝油预防眼干燥症;防止眼泪及呕吐物流入外耳道,引起中耳炎;及时清除鼻痂,保持鼻腔通畅;多喂开水,用生理盐水或 2％硼酸溶液含漱,保持口腔清洁。

3.保证营养供给

给予清淡易消化的流质、半流质饮食,少量多餐;多喂开水及热汤,利于排毒、退热、透疹;恢复期应添加高蛋白、高热量、高维生素食物。

4.密切观察病情、及早发现并发症

出疹期如出现持续高热不退、咳嗽加剧、发绀、呼吸困难、肺部湿啰音增多等表现;出现声嘶、气促、吸气性呼吸困难、三凹征等为喉炎的表现;出现嗜睡、昏迷、惊厥、前囟饱满等为脑炎表现。出现上述表现应给予相应处理。

5.预防感染的传播

(1)控制传染源:隔离患儿至出疹后 5 天,并发肺炎者延至出疹后 10 天。密切接触的易感儿隔离观察 3 周。

(2)切断传播途径:病室通风换气并用紫外线照射;患儿衣被及玩具暴晒 2 小时,减少不必要的探视,预防继发感染。

(3)保护易感人群:流行期间不带易感儿童去公共场所;8 个月以上未患过麻疹者应接种麻疹减毒活疫苗,7 岁时复种;对未接种过疫苗的体弱及婴幼儿接触麻疹后,应尽早注射人血丙种球蛋白,可预防发病或减轻症状。

6.健康教育

向家长宣传控制传染源的知识,说明患儿隔离的时间;指导切断传播途径的方法,如通风换气、定期消毒、用物暴晒等;指导家长对患儿进行皮肤护理、饮食护理及病情观察。

三、水痘

水痘是由水痘-带状疱疹病毒引起的急性出疹性传染病,临床以皮肤黏膜相继出现和同时存在斑疹、丘疹、疱疹及结痂为特征。

(一)临床表现

1.潜伏期

一般为 2 周左右。

2.前驱期

一般为 1~2 天。婴幼儿多无明显前驱症状,年长儿可有低热、头痛、不适、食欲缺乏等。

3.出疹期

皮疹先出现于躯干和头部,后波及面部和四肢。其特点有以下几点。

(1)皮疹分批出现,可见斑疹、丘疹、疱疹及结痂同时存在,为水痘皮疹的重要特征。开始为红色斑疹,数小时变为丘疹,再数小时发展成椭圆形水疱疹,疱液先清亮后浑浊,周围有红晕。疱疹易破溃,1~2 天后开始干枯、结痂,脱痂后一般不留瘢痕,常伴瘙痒使患儿烦躁不安。

(2)皮疹呈向心性分布,主要位于躯干,其次头面部,四肢较少,为水痘皮疹的另一特征。

(3)黏膜疱疹可出现在口腔、咽、结膜、生殖器等处,易破溃形成溃疡。

4.并发症

以皮肤继发细菌感染常见,少数为血小板计数减少、肺炎、脑炎、心肌炎等。

水痘多为自限性疾病,10 天左右自愈。除上述典型水痘外,可有疱疹内出血的出血型重症水痘,多发生于免疫功能低下者,常因并发血小板计数减少或弥散性血管内凝血而危及生命,病死率高;此外,孕母患水痘可感染胎儿,导致先天性水痘。

(二)辅助检查

1.血常规

白细胞总数正常或稍低,继发细菌感染时可增高。

2.疱疹刮片

可发现多核巨细胞和核内包涵体。

3.血清学检查

补体结合抗体高滴度或双份血清抗体滴度 4 倍以上升高可明确病原。

(三)治疗原则

1.抗病毒治疗

首选阿昔洛韦,但需在水痘发病后 24 小时内应用效果更佳。此外,也可用更昔洛韦及干扰素。

2.对症治疗

高热时用退热剂,皮疹瘙痒时可局部用炉甘石洗剂清洗或口服抗组胺药,疱疹溃破后可涂 1% 甲紫或抗生素软膏,有并发症时进行相应的对症治疗。水痘患儿忌用肾上腺皮质激素。

(四)护理诊断及合作性问题

1.体温过高

与病毒血症及继发细菌感染有关。

2.皮肤完整性受损

与水痘病毒引起的皮疹及继发细菌感染有关。

3.潜在并发症

皮肤继发细菌感染、脑炎、肺炎等。

4.有传播感染的危险

与患儿排出有传染性的病毒有关。

(五)护理措施

1.维持正常体温

(1)卧床休息至热退,症状减轻;出汗后及时更换衣服,保持干燥。

(2)监测体温,观察热型;高热时可用物理降温或退热剂,但忌用酒精擦浴、口服阿司匹林(以免增加瑞氏综合征的危险);鼓励患儿多饮水。

2.促进皮肤完整性恢复

(1)室温适宜,衣被不宜过厚,以免增加痒感。

(2)勤换内衣,保持皮肤清洁,防止继发感染。

(3)剪短指甲,婴幼儿可戴并指手套,以免抓伤皮肤。

(4)皮肤瘙痒时,可温水洗浴,口服抗组胺药物;疱疹无溃破者,涂炉甘石洗剂或5%碳酸氢钠溶液;疱疹溃破者涂1%甲紫或抗生素软膏防止继发感染,必要时给予抗生素。

3.病情观察

注意观察疱疹溃破处皮肤、精神、体温、食欲,有无咳嗽、气促、头痛、呕吐等,以及早发现并发症,予以相应的治疗及护理。

4.预防感染的传播

(1)控制传染源:患儿应隔离至疱疹全部结痂或出疹后7天;密切接触的易感儿隔离观察3周。

(2)切断传播途径:保持室内空气新鲜,托幼机构应做好晨间检查和空气消毒。

(3)保护易感人群:避免易感者接触,对体弱、免疫功能低下及应用大剂量激素者尤应加强保护,应在接触水痘后72小时内肌内注射水痘-带状疱疹病毒免疫球蛋白,可起到预防或减轻症状的作用。

5.健康教育

向家长宣传控制传染源的知识,说明患儿隔离的时间;指导切断传播途径的方法,如通风换气、定期消毒、用物暴晒;指导家长对患儿进行皮肤护理,防止继发感染;加强预防知识教育,流行期间避免易感儿去公共场所。

四、猩红热

猩红热是由A组β溶血性链球菌引起的急性呼吸道传染病,临床以发热、咽峡炎、杨梅舌、全身弥漫性红色皮疹及疹退后皮肤脱屑为特征。多见于3~7岁小儿,少数患儿在病后2~3周可发生风湿热或急性肾小球肾炎。

(一)临床表现

1.潜伏期

一般为2～3天,外科型1～2天。

2.前驱期

起病急,有畏寒、高热、头痛、咽痛、恶心、呕吐等。咽部及扁桃体充血,颈及颌下淋巴结肿大、压痛。

3.出疹期

(1)出疹顺序:发病后1～2天出疹,先耳后、颈部、腋下和腹股沟,然后迅速蔓延至躯干及上肢,最后至下肢,24小时波及全身。

(2)皮疹形态:为弥漫性针尖大小、密集的点状红色皮疹,压之褪色,有砂纸感,疹间无正常皮肤,伴瘙痒。

(3)贫血性皮肤划痕:疹间皮肤以手按压红色可暂时消退数秒钟,出现苍白的手印,为猩红热特征之一。

(4)帕氏线:肘窝、腋窝、腹股沟等皮肤皱褶处,皮疹密集成线压之不退,为猩红热特征之二。

(5)杨梅舌:病初舌面有灰白苔,边缘充血水肿,2～3天后白苔脱落,舌面呈牛肉样深红色,舌乳头红肿突起,称杨梅舌,为猩红热特征之三。

(6)环口苍白圈:口周皮肤与面颊部发红的皮肤比较相对苍白。

4.恢复期

一周后皮疹按出疹顺序开始脱皮,脱屑程度与皮疹轻重一致,轻者呈糠屑样,重者呈大片状脱皮,手、脚呈"手套""袜套"状。

5.并发症

急性肾小球肾炎、风湿热。

除上述普通型外,还可出现中毒型、脓毒型、外科型猩红热。

(二)辅助检查

1.血常规

白细胞总数增高,中性粒细胞可达80%以上,严重者可有中毒颗粒。

2.细菌培养

鼻咽拭子培养出A组β溶血性链球菌为诊断的"金标准"。

3.抗链球菌溶血素"O"

滴度明显增高提示A组链球菌近期感染。

(三)治疗原则

1.一般治疗

卧床休息,供给充分的水分及营养;保持皮肤清洁,防止继发感染;高热者给予物理降温或退热剂。

2.抗生素治疗

首选青霉素,剂量每天 5 万 U/kg,分 2 次肌内注射,严重感染者 10 万～20 万 U/kg静脉滴注,疗程7～10天。如青霉素过敏,可选用红霉素、头孢菌素等药物。

(四)护理诊断及合作性问题

1.体温过高

与细菌感染及外毒素血症有关。

2.皮肤完整性受损

与皮疹脱皮有关。

3.潜在并发症

急性肾小球肾炎、风湿热。

4.有传播感染的危险

与患儿排出有传染性的病原菌有关。

(五)护理措施

1.维持正常体温

(1)卧床休息 2～3 周,出汗后及时更换衣服,保持干燥。

(2)高热时给予物理降温或退热剂,鼓励患儿多饮水,并用生理盐水漱口。

(3)给予营养丰富,易消化的流质、半流质饮食。

(4)遵医嘱使用青霉素抗感染。

2.病情观察

密切观察病情变化,若出现眼睑水肿、少尿、血尿、高血压等,则提示并发急性肾炎;若出现心率增快、心脏杂音、游走性关节肿痛、舞蹈病等,则提示风湿热,均应及时进行相应处理。

3.预防感染的传播

(1)控制传染源:呼吸道隔离至症状消失后 1 周,咽拭子培养连续 3 次呈阴性。有化脓性并发症者应隔离至治愈为止。

(2)切断传播途径:通风换气,并用紫外线消毒,鼻咽分泌物须以 2%～3%

氯胺或漂白粉澄清液消毒,患者分泌物所污染的物品,可采用消毒液浸泡、擦拭、蒸煮或日光暴晒等。

(3)保护易感人群:接触者观察 7 天,用青霉素或磺胺类药物预防。

4.健康教育

向其家长宣传控制传染源的知识,说明患儿隔离的时间,不需住院者指导在家隔离治疗;指导切断传播途径的方法,如通风换气、定期消毒、用物暴晒;加强预防知识教育,流行期间避免易感儿去公共场所,托幼机构加强晨间检查。

五、流行性腮腺炎

流行性腮腺炎是由腮腺炎病毒引起的急性呼吸道传染病,临床以腮腺非化脓性肿胀、疼痛为特征,大多有发热、咀嚼受限,并可累及其他腺体及脏器,预后良好。

(一)临床表现

1.潜伏期

一般为 14～25 天,平均 18 天。

2.前驱期

此期可无或很短,一般为数小时至 1～2 天。可有发热、头痛、乏力、食欲缺乏、恶心、呕吐等症状。

3.腮腺肿胀期

通常一侧腮腺先肿大,2～4 天内累及对侧,也可双侧同时肿大或始终局限于一侧。腮腺肿大以耳垂为中心,向前、后、下发展,边缘表面热而不红,触之有弹性感,伴有疼痛及压痛,张口、咀嚼、食酸性食物时胀痛加剧。腮腺管口可有红肿,但压之无液流出。腮腺肿大 1～3 天达高峰,一周左右消退。颌下腺、舌下腺可同时受累。

4.并发症

脑膜脑炎、睾丸炎及卵巢炎、急性胰腺炎、心肌炎等。

(二)辅助检查

1.血常规

白细胞总数正常或稍高,淋巴细胞相对增多。

2.血清及尿淀粉酶测定

90%的患儿发病早期血清及尿淀粉酶增高,常与腮腺肿胀程度平行。血脂肪酶增高有助于胰腺炎的诊断。

3.血清学检查

血清特异性 IgM 抗体阳性提示近期感染。

4.病毒分离

患儿唾液、脑脊液、血及尿中可分离出病毒。

(三)治疗原则

主要为对症处理。急性期注意休息,补充水分和营养,避免摄入酸性食物;高热者给予物理降温或退热剂;腮腺肿痛严重时可酌情应用止痛药;并发睾丸炎者局部给予冷敷,并将阴囊托起以减轻疼痛;并发重症脑膜脑炎、睾丸炎或心肌炎者可用中等剂量的糖皮质激素治疗 3～7 天。此外,也可采用中医中药内外兼治。

(四)护理诊断及合作性问题

1.疼痛

疼痛与腮腺非化脓性炎症有关。

2.体温过高

体温过高与病毒感染有关。

3.潜在并发症

脑膜脑炎、睾丸炎、胰腺炎等。

4.有传播感染的危险

有传播感染的危险与患儿排出有传染性的病毒有关。

(五)护理措施

1.减轻疼痛

(1)饮食护理:给予富营养、易消化的半流质或软食,忌酸、辣、干、硬食物,以免因唾液分泌增多及咀嚼食物使疼痛加剧。

(2)减轻腮腺肿痛:局部冷敷收缩血管,以减轻炎症充血及疼痛;也可用中药如意金黄散、青黛散调食醋局部涂敷;或采用氦氖激光局部照射。

(3)口腔护理:用温盐水漱口,多饮水,以保持口腔清洁,防止继发感染。

2.降温

监测体温,高热者给予冷敷、温水擦浴等物理降温或服用适量退热剂;发热伴有并发症者应卧床休息至热退;在发热早期遵医嘱给予利巴韦林、干扰素或板蓝根颗粒等抗病毒治疗;鼓励患儿多饮温开水以利汗液蒸发散热。

3.密切观察病情,以及时发现和处理并发症

(1)若患儿出现高热、头痛、呕吐、颈强直、抽搐、昏迷等,则提示已发生脑膜脑炎,应立即行脑脊液检查,并给予降低颅内压、止惊等处理。

(2)若患儿出现睾丸肿胀疼痛,提示并发睾丸炎,可用丁字带托起阴囊消肿,局部冰袋冷敷止痛。

(3)若患儿出现上腹痛、发热、寒战、呕吐、腹胀、腹泻等,则提示并发胰腺炎,应给予禁食、胃肠减压等处理。

4.预防感染的传播

(1)控制传染源:呼吸道隔离至腮腺肿大消退后3天;密切接触的易感儿隔离观察3周;流行期间应加强托幼机构的晨检。

(2)切断传播途径:居室应空气流通,对患儿呼吸道分泌物及其污染物应进行消毒。

(3)保护易感人群:易感儿接种减毒腮腺炎活疫苗。

5.健康教育

向其家长宣传控制传染源的知识,说明患儿隔离的时间,不需住院者指导在家隔离治疗。指导切断传播途径的方法,如通风换气、定期消毒、用物暴晒;加强预防知识教育,流行期间避免易感儿去公共场所,托幼机构加强晨间检查;指导患儿家长学会观察病情,有并发症时应即时就诊,并介绍减轻疼痛的方法。

参考文献

[1] 陈凌,杨满青,林丽霞.心血管疾病临床护理[M].广州:广东科学技术出版社,2021.

[2] 周晓丹.现代临床护理与护理管理[M].北京:科学技术文献出版社,2021.

[3] 丁小萍,彭飞,胡三莲.骨科疾病康复护理[M].上海:上海科学技术出版社,2020.

[4] 周阳.骨科专科护理[M].北京:化学工业出版社.2020.

[5] 郭锦丽,高小雁,胡靖.骨科临床护理思维与实践[M].北京:人民卫生出版社,2020.

[6] 张海芝.实用常见疾病临床护理[M].北京:科学技术文献出版社,2021.

[7] 洪梅.临床护理操作与护理管理[M].哈尔滨:黑龙江科学技术出版社,2021.

[8] 王虹.实用临床护理指南[M].天津:天津科学技术出版社,2020.

[9] 吴欣娟.临床护理常规[M].北京:中国医药科技出版社,2020.

[10] 徐明明.现代护理管理与临床护理实践[M].北京:科学技术文献出版社,2021.

[11] 于红,刘英,徐惠丽,等.临床护理技术与专科实践[M].成都:四川科学技术出版社,2021.

[12] 赵静.新编临床护理基础与操作[M].开封:河南大学出版社,2021.

[13] 吕巧英.医学临床护理实践[M].开封:河南大学出版社,2020.

[14] 孙丽博.现代临床护理精要[M].北京:中国纺织出版社,2020.

[15] 孙艳华.外科护理研究与实践[M].天津:天津科学技术出版社,2020.

[16] 王岩.护理基础与临床实践[M].北京:化学工业出版社,2021.

[17] 李娜.内科护理技术规范[M].长春:吉林科学技术出版社,2020.

[18] 时均燕.内科护理理论与实践[M].成都:四川科学技术出版社,2020.

[19] 徐丽芹.现代内科护理技术与实践[M].北京:科学技术文献出版社,2020.

[20] 杨玲.现代临床内科护理精粹[M].北京:科学技术文献出版社,2020.

[21] 周红梅.实用临床综合护理[M].汕头:汕头大学出版社,2021.

[22] 张俊英.精编临床常见疾病护理[M].青岛:中国海洋大学出版社,2021.

[23] 李海英.内科疾病临床护理[M].北京:科学技术文献出版社,2020.

[24] 李素霞.心内科临床护理与护理技术[M].沈阳:辽宁科学技术出版社,2020.

[25] 章志霞.现代临床常见疾病护理[M].北京:中国纺织出版社,2021.

[26] 刘峥.临床专科疾病护理要点[M].开封:河南大学出版社,2021.

[27] 卢友兰.常见疾病护理技术与临床应用[M].北京:科学技术文献出版社,2021.

[28] 袁越,宋春梅,李卫,等.临床常见疾病护理技术与应用[M].青岛:中国海洋大学出版社,2021.

[29] 赵安芝.新编临床护理理论与实践[M].北京:中国纺织出版社,2020.

[30] 刘楠楠.内科护理[M].北京:人民卫生出版社,2021.

[31] 孙爱针.现代内科护理与检验[M].汕头:汕头大学出版社,2021.

[32] 游桂英,温雅.心血管病内科护理手册[M].成都:四川大学出版社,2021.

[33] 张国欣,张莉,柳朝晴.消化内科常见疾病治疗与护理[M].北京:中国纺织出版社,2021.

[34] 金瑛.颈椎病术前术后功能锻炼方法研究[J].甘肃科技,2020,36(5):150-152.

[35] 兰恩西,叶秋萍.健康教育在高血压护理中的应用疗效观察[J].心血管病防治知识:学术版,2020,10(8):86-88.

[36] 单鸿放.综合护理对老年冠心病患者心律失常护理的效果[J].中国医药指南,2021,19(9):169-170.

[37] 梁秀平,张艺明,李碧云.心理护理干预对癫痫患者心理状态及生活质量的影响[J].中外医疗,2021,40(2):118-120.

[38] 马燕.综合护理干预在小儿肾病综合征中的应用观察[J].贵州医药,2021,45(6):986-988.